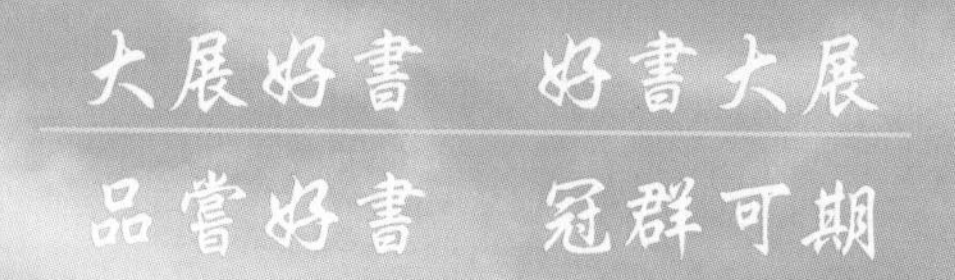
大展好書　好書大展
品嘗好書　冠群可期

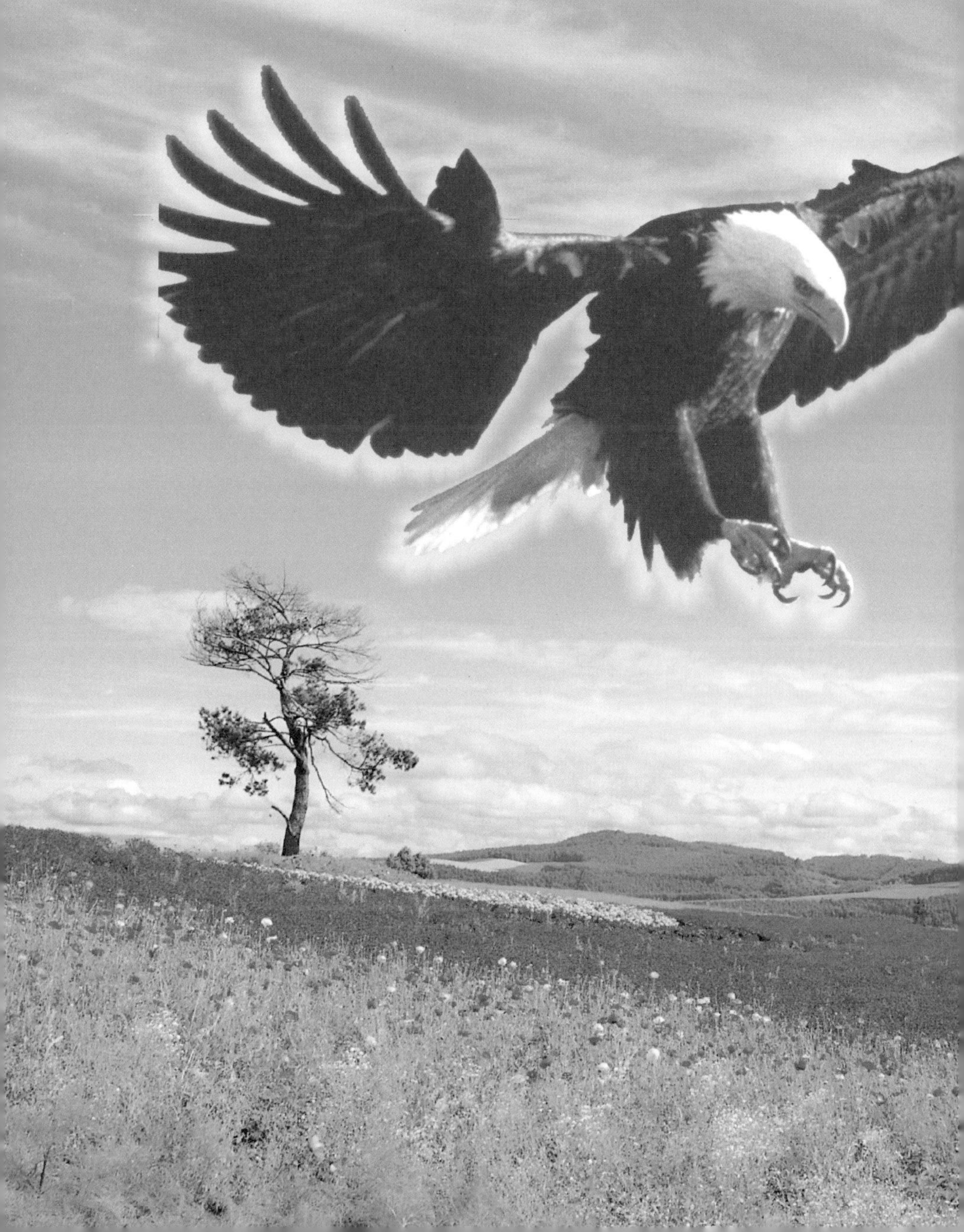

健康加油站16

鐘文訓 編著

茶使您更健康

大展出版社有限公司

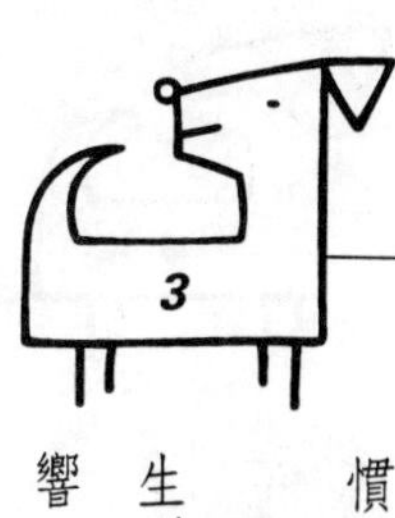

前言

俗話說：「日常茶飯事」，也常聽到「茶餘飯後」這句成語。茶能與一個民族的語言發生密切的關連，可見一定是個喜歡喝茶的民族。就我們日常生活來說，喝茶已是根深蒂固、牢不可破的習慣，甚至就某些意義上看，已昇華為一種藝術，這可能是始料所不及的事？

一般人喜歡飲用外國進口的飲料，例如酒、咖啡、可樂、汽水、各類果汁，甚至是紅茶飲料，這已不是十天半個月的事了，而且也漸成為一般人的另一種習慣。

根據專家們分析的結果，發現這些飲料都會對腦或脊髓等的中樞神經系統產生副作用，例如，引起輕度的興奮，或產生麻木的感覺，也就是對精神有所影響。

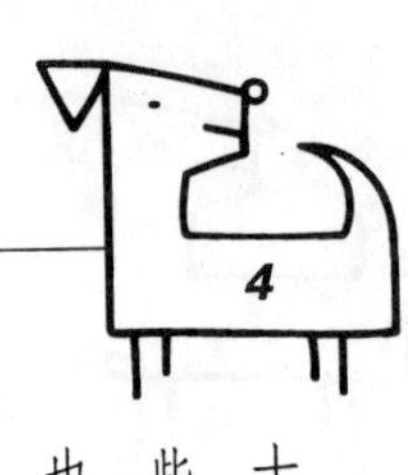

我們喝茶的習慣是從那裡來的呢？流傳較廣的說法是，在紀元前二千七百五十年左右，有位中國賢士，採擷了一些茶葉的樹枝，準備用來燒開水。無意中一些茶葉掉入開水中，這位賢人仍舊把這些開水喝下，卻覺得心情非常舒爽，精神也為之一振。於是，就把這個意外發現，廣泛地推廣，一直到目前為止，人們對這個古老的飲食傳統，仍維持高度的興趣。

茶葉具有提神的作用，主要是因為茶葉中含有一些咖啡因，咖啡因具有輕微的興奮功能。這對現代人而言，早已是耳熟能詳的；可是古代人，卻是從日常經驗中，一點一滴摸索而來的。

經過許多年代以後，茶才被當做藥般地飲用。並且在各個地區被廣泛地栽培、種植，並逐漸地變成一項大家都偏愛的特殊嗜好。茶除當作一種消遣性的飲料外，也可以視為一種健康飲料，往往產生令人驚異的醫藥性效果。

常常有些人會問：「研究茶的功能，真正動機是什麼？」也有人自作聰明地回答說：「可能是因為喝過很多很好喝的茶，才興起研究的念頭吧！」這只能算是說對了一半。真正讓人產生研究茶葉的動機，應是另外一件事。

根據假設，正如單寧酸會和鐵劑化合一樣，也許鍶九十能和茶中的單寧酸化

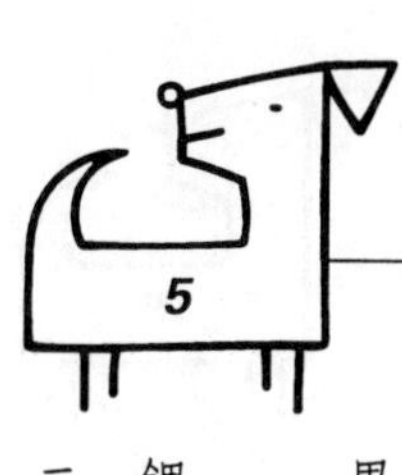

合，卻不被身體所吸收而排出體外。有了這個初步的假設，便開始了研究茶葉的第一步。

不妨利用實驗來求得答案。那就是研究「鍶九十進入腸管時，茶葉中的成份到底可以控制多少的鍶九十？又有多少的鍶九十會被人體所吸收」？

在不斷地實驗中，透過腸管壁可以看出鍶九十的排出量。實際上，身體吸收的鍶九十，量愈少對人體的危害性愈低，這叫做「對腸管透視抑制效果」。

實驗的結果相當有趣，因為發現了最優秀、最具藥效的茶，就是綠茶中的單寧酸。

採取一些腸管外液，加以乾燥來做實驗。經過二個星期後，再拿來做放射能測量。外液是注入實驗溶液後，經過三十五分鐘後再加以觀察結果。而經過二個星期才用來測定的理由是，這樣才比較可以接近平衡狀態，得到更準確的測量效果！

根據計算出來的結果，抑制率大約是百分之二十～三十。這個結論顯示，若鍶九十進入人體，對喝茶和不喝的兩種患者加以比較，發現其各阻止大約百分之二十～三十鍶九十的力量，二者有所差別。

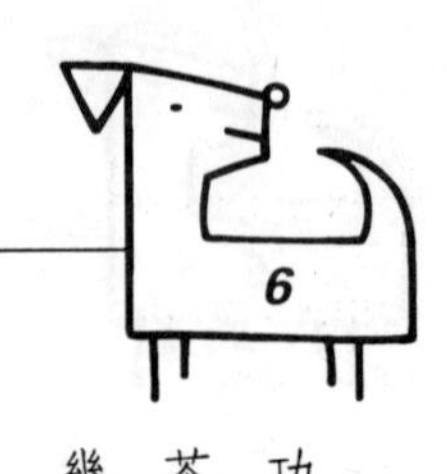

從這個實際的結果，獲得更大的勇氣來證實當初的假設，亦即茶具有醫療的功能。本書的各項實驗內容，都是以老鼠和兔子為實驗對象，主要的內容也是以茶的藥理效用為中心。同時，在本書的後半部也談一些有關茶的利用方法，以及幾種特殊的泡茶方法等。

當然，有關茶的種種，不是三言兩語就可以說得完的，茶的效用當然也不僅這兩三項而已，本書根據過去研究的結果與資料，並參考若干海內外文獻的記載編成。希望有更多的研究事實和結果公諸於世。

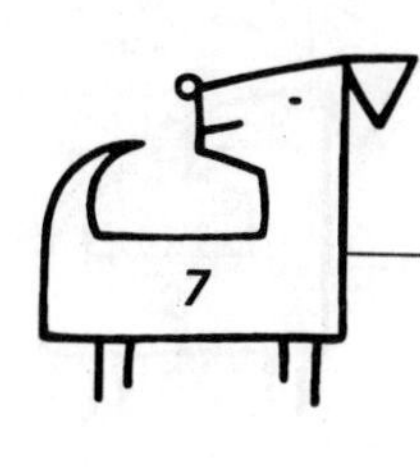

目錄

前　言……三

第一章　茶的特別效果……一五

茶有治癌效果？……一六
茶對高血壓不太好？……一九
可以防止高血壓和動脈硬化……二〇
茶可以增加食慾……二四
治療眼疾的特效藥……二六
茶葉可以解毒……二七

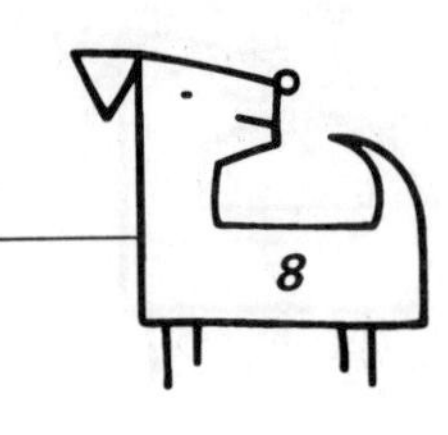

茶可以治療便秘……二八
早晨喝茶具有多種好處……三〇
茶可消除任何口臭、健牙……三二
茶與宿醉……三六
茶與尿布疹……四〇
茶可以提神……四二
茶可以減輕懷孕時的種種症狀……四五
喝茶皮膚會變黑嗎？……四七
茶能改善老菸槍粗糙的皮膚……四九
茶可以減肥……五一
茶可以防止夏季消瘦症……五四
茶的種子對氣喘很有效……五五
疲倦時不妨喝茶……五六
運動後喝加芝麻的茶……五七
吃太飽時，最好喝鐵觀音……五七

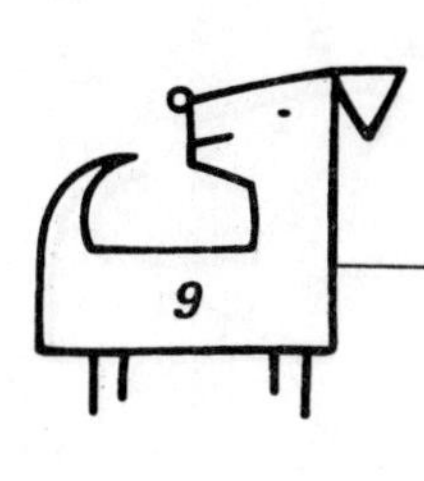

絕對可以消瘦的茶體操……五八
混合多種東西的精力茶……六〇
茶可以治好紅臉……六〇
虛冷症最好喝薑茶……六二

第二章　茶成分的奇妙作用……六三

茶最早是被當做藥……六四
咖啡因——愈是好茶含量愈多……六七
單寧酸——可製造顏色和澀味……六九
氨基酸——造成茶味甘美的要素……七〇
葉綠素——決定品種的差異……七〇
花色素——製造出多采多姿的顏色……七二
青葉酒精——香味製造者……七三
維他命C——愈新的茶含量愈多……七四
無機成分——可以保持身體的弱鹼性……七六

茶可以當成食物……七八
揭開茶的功效之謎……七九
增加耐久力……八三
可以增強記憶力的意外效果……八五
消除疲勞的喝茶時間……八八
喝茶有宜時宜地（TPO）的效果……九〇
飲茶的妙法……九四
第三章　茶的料理和利用法……九七
食慾不振時，最好吃茶飯……九八
吃肉須配茶……九九
每四餐中，必須有一餐吃醬瓜……一〇二
野生茶……一〇三
印度的喀什米爾茶可以治療感冒……一〇五
花茶的做法……一〇七

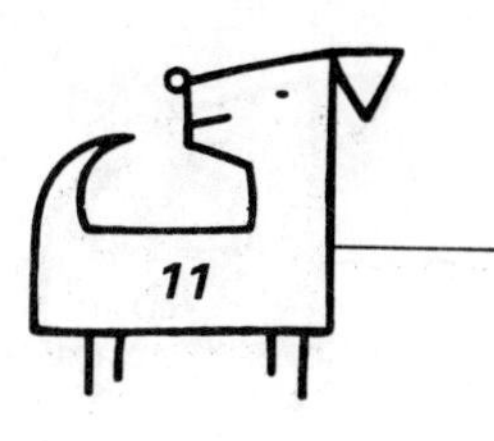

鹼海帶茶可以降低血壓……一〇八
茶加上糙米……一〇九
茶酒可以使人返老還童……一一一
有糖尿病也可以喝甘茶……一一二
可增加耐寒力的奶油茶……一一三
茶的利用法和效用……一一五
自家製的茶……一二二
茶和餅乾……一二三
放在空罐或冰箱裡可以保存很久……一二四
隔夜茶不可以喝……一二六
服用補血劑不可再喝茶……一二七
茶葉渣的活用……一二八
由心底溫暖起的茶葉浴……一二九
使茶味道更好的茶具……一三〇

第四章　藥茶的功效……一三五

非茶之茶——藥茶……一三六
薏米茶……一三七
紅柿葉茶……一三九
枸杞茶……一四一
決明子茶……一四二
莪菜茶……一四四
紫蘇茶……一四五
石斛茶……一四六
通草茶……一四七
五加茶……一四八
忍冬茶……一四八
鹿耳茶……一四九
柏茶……一四九

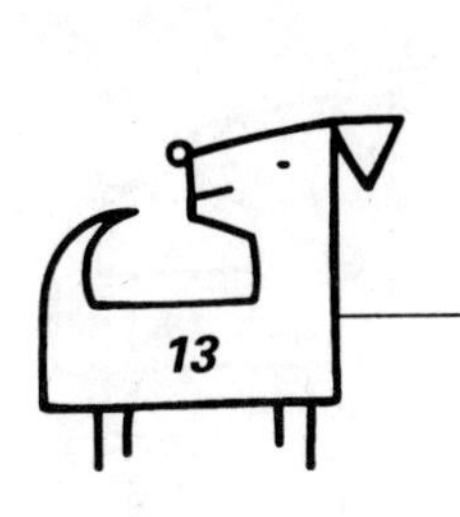

烏梅茶……一五〇
橘子皮茶……一五〇
松葉茶……一五〇
枸杞葉茶……一五二
向日葵茶……一五三
杜仲茶……一五三
蓮花茶……一五四

第五章　茶的功效與飲用秘訣

第五章　茶的功效與飲用秘訣……一五五
以茶渣而贏得賽馬的故事……一五六
「長生不老的妙藥」是什麼?……一五八
經常喝茶羅馬帝國或不至於滅亡……一六一
從好喝到有用需要相當的智慧……一六四
好喝又對健康有幫助的喝茶法……一六七

第六章　健康茶須配合體質飲用……………………一七一
先確認體質……………………………………一七二
健康茶的有效改善法…………………………一七八
改善糖尿病的食性補充茶料…………………一七九
改善便秘的食性補充茶料……………………一八一
控制血壓過高的食性補充茶料………………一八三
使體弱、容易感冒的孩子變得更健康的食性補助茶料……一八四
穩定失眠、焦慮不安等興奮狀態的食性補充茶料……………一八六

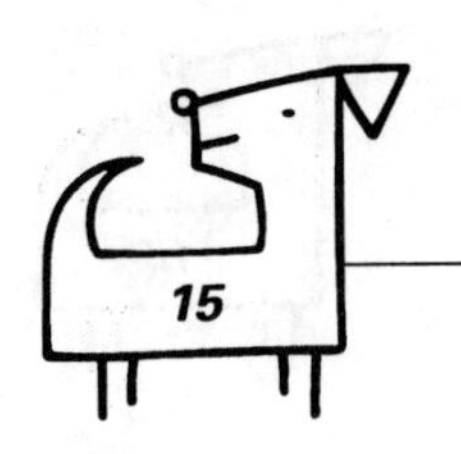

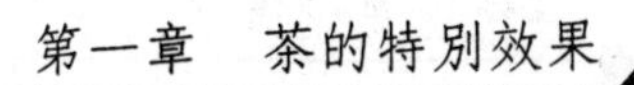

第一章 茶的特別效果

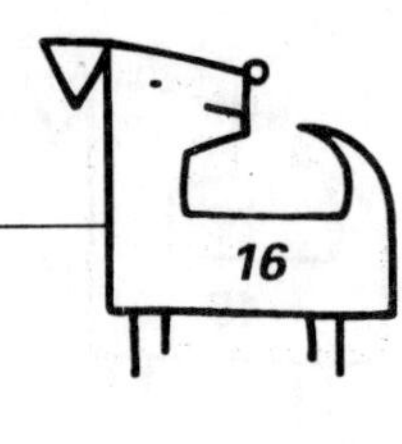

⊙茶有治癌效果？

茶葉別名為茶、茗、荈、蔎等，其性涼，味苦、甘。具有生津止渴、清熱解毒、祛濕利尿、消食止瀉、清心提神等功效。

經常喝茶，就不會患有胃癌，也不怕發生腦溢血，這是根據實驗所得的數字顯示的一項事實。縱然不是百分之百的成立，至少喝茶可以使罹患這些疾病的比率大為減低。

通常，生活在出產茶葉地區的居民，無論男女老幼，幾乎沒有不愛喝茶的。尤其是那些對茶的味道很有研究的生產者，他們更懂得如何去享受品茗自己茶園裡所產的茶。

施行外科手術，或是照射放射性元素，或是利用其他的化學方法治療，這三種方法一直被認為是治癌的有效方法。然而，外科手術對及早發現的早期癌症雖然有效；但是，一旦癌細胞轉移到身體其他部位時，醫師也束手無策。因此，發現時期的早晚，是治療癌症的關鍵性時刻，愈早發現治療希望愈大。每

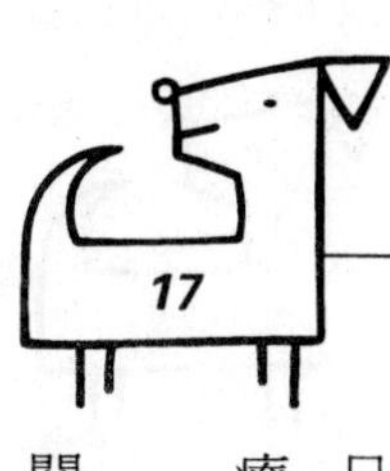

個人都應隨時警惕，定期做健康檢查，以便及早發現癌症，儘早做治療。

其他利用放射性照射和化學治療法，的確對制止癌細胞的擴展有效果，可是這兩種方式也會傷害到病人其他正常細胞組織的生長，因此，往往會造成反效果。在過去好長的一段時間內，人類還沒有想到任何方法，可以使正常無害的細胞繼續生長，另一方面又可以完全消滅癌細胞。不過，目前被認為最有希望治療癌症的東西出現了，那就是引起眾人矚目的——靈芝。

靈芝之所以被視為治癌的仙丹，主要是因為它不像前面所提的三種方法，有不良的後果產生。而是提高人體中與生俱來的抵抗力，利用這種天賦的抵抗力，自己治療癌症，也就是所謂的「免疫療法」，這是到目前為止，被認為最好的一種療法。

免疫就是指病菌從體外入侵身體各個內部組織時，身體本身也會產生一種足以把病菌殺死的機能。也許好的茶葉以及正確的飲用方法，也會具有「免疫療法」的效用。

免疫療法並不只限於一般的病菌，對癌症的病患也是很有效用，尤其是有關生命力和精神力的問題。如果一個患者在精神上，能夠抱持著希望，以明朗

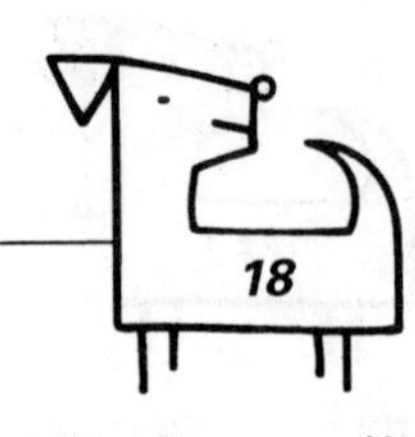

的態度面對一切問題，那個人的抵抗能力，將增加許多。

曾有這樣的一個小故事：有一位醫生因癌症而死。這位醫生在生前，經常主張應把患癌的真相告訴病人，因此，他常說如果自己得癌症，也希望別人也能告訴他真相，不要對他有所隱瞞。因此，當檢查結果證明他確實得癌症時，他的主治大夫就把事實告訴他，並宣布他大約只剩下一年的時間可活。事實上還不到半年，他就去世了。

被稱為絕症的癌症，雖然至目前為止，仍找不出有效的治療方法，可是，如果癌症患者能夠抱持著充滿希望與樂觀的心情，以明朗態度來面對真相，就其意義而言，是非常重要的。

換言之，如果全家人在喝茶時，能把所有的苦惱、煩憂暫時拋開，而專心地度過一段輕鬆、閒適的時光，豈不是一件很美妙的事嗎？

從數據上可以知道，茶產地和非茶產地之間，與胃癌死亡率的高低有著密切的關係，是否在茶葉中真的含有未知的治癌物質，或是具有免疫治療法的效果，目前尚無定論，有待更進一步的科學性實證。

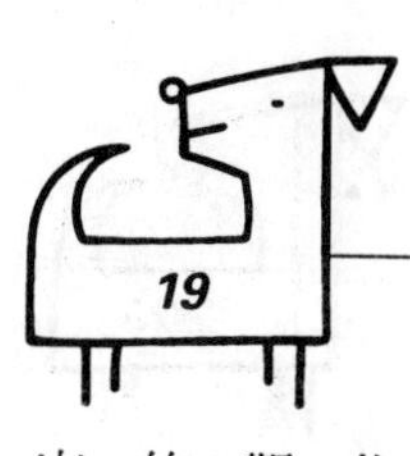

◉茶對高血壓不太好？

中國唐代的御醫曾說：「如果一個人不喝茶，那麼，各種藥物都會失效，而無法治好所有的疾病。」這是因為不喝茶的人，心臟容易衰竭的緣故。

經過不斷地實驗和查證後，不禁使人大聲地說：「茶對心臟病或高血壓患者，並沒多大影響，這兩種病的患者，儘可以放心地飲用。」

美國著名的學者羅頓也曾說過：「據說茶喝多了身體會產生疾病，例如胸痛、心肌梗塞、支氣管喘息、痛風、浮腫、高血壓以及大部分的胃腸障礙等；我認為這些古老的說法，在目前科學醫藥發達的時代裡，應該要放棄才對！」

為調查「茶葉對動物體循環系統的影響」，以公的家兔當做實驗對象。這些實驗用的兔子們，經過二十四小時的斷食之後，再讓牠們飲用一些茶汁，以觀察牠們的血壓、呼吸、脈搏跳動的次數，以及心臟跳動的變化。在九十分鐘的觀察裡，時時刻刻將牠們的變化情形記錄下來；然而並未有任何顯著的變化出現。結論是：茶對心臟病或高血壓等疾病，不會產生不良的影響，也不會看

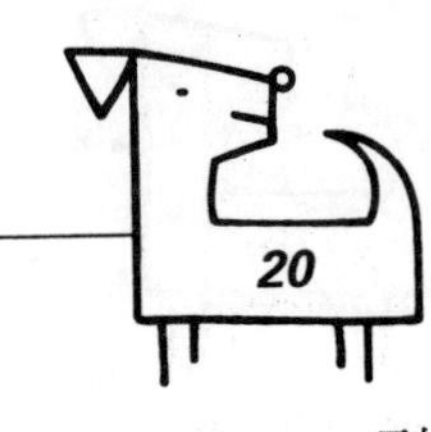

到顯著的不良後果。

⊙可以防止高血壓和動脈硬化

凡事都有正反兩面，有人對茶抱持不樂觀的看法，也有人認為茶葉會產生一些良好的效果。由於茶葉中咖啡因和茶鹼的成份，可以使輸送到心臟的冠狀血管的血液流速緩慢，所以，對狹心症的患者會有所幫助。且因能使由平滑肌構成的支氣管緩和下來，也被認為對支氣管炎及氣喘的患者很有幫助。同時，茶的主要成份——咖啡因，具有強心及利尿作用。茶是會對心臟病或高血壓的患者有所影響，但屬於好的方面的影響；因此，希望高血壓和心臟病的患者不必過分擔心，大可放心儘情地品茗茶的滋味。

最近的醫學報告，動脈硬化曾被大聲呼籲過，因為動脈硬化而死亡的比率非常高。所謂動脈硬化是指我們體內的血管，好像使用很久的破舊塑膠水管般，已不能再使用；動脈血管壁變得又肥又厚，管道因此顯得很狹窄，血液不易流通，整個血管已喪失原有的彈性。

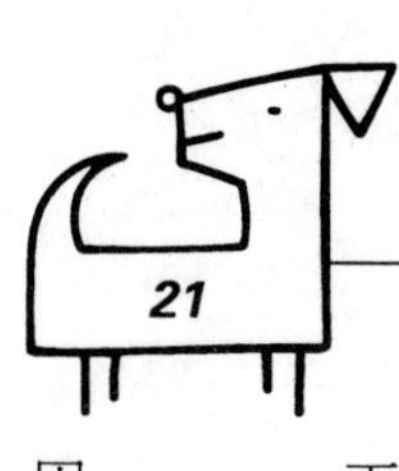

這種動脈硬化和高血壓有密切關係；引起高血壓的物理原因，也和引起動脈硬化的原因很相似。高血壓是細動脈或毛細動脈等細小的末梢動脈的血液流動不好而發生的。這種現象是因為血管的內壁喪失彈性，或是因為血管緊張過度，血管壁的肌肉發生痙攣而引起的。

動脈硬化症因發生的部位不同，症狀也有所不同。大致可分為下列的幾種：

(1)供給心臟養分的冠狀動脈，發生冠狀動脈硬化時，就會跟心肌梗塞、狹心症有關係。

(2)在腦動脈發生腦動脈硬化症時，會形成腦溢血、眼底網膜出血、或精神異常。

(3)在下肢發生動脈硬化症時，會出現一種間歇性跛行症。在步行中，有時下肢會感到疼痛。

此外，在腎臟、肺臟等也會發生動脈硬化的現象，也會產生不同的症狀。

動脈硬化與脂肪的新陳代謝有關，脂肪中的膽固醇往往就是問題所在。膽固醇在肉類、蛋黃、奶油等食物中有很高的含量，如果攝取過量，血液中的膽

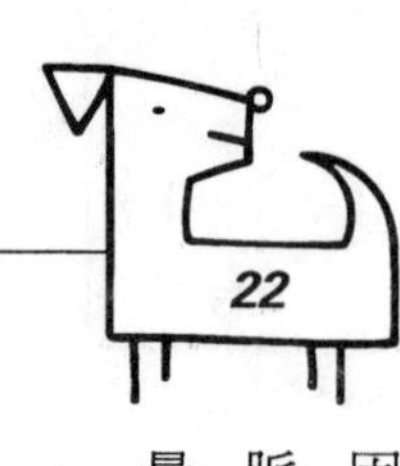

固醇便會逐漸增多，甚至存留在血管中慢慢堆積，阻礙血液的流速，而形成動脈硬化症。脂肪的種類可分為動物性和植物性兩種。膽固醇在動物性脂肪中含量較多，所以，有一種流行的說法：吃奶油不如吃植物性的人造奶油。

能促進脂肪氧化，又能促進膽固醇排出的物質，最有效的就是維他命C。給一個膽固醇過高的患者服用五百～一千mg的維他命C，便能得到膽固醇和中性脂肪降低的效果。

現在，舉一些數字，介紹人體中維他命C的有關資料。一般健康情形良好的人體中，維他命C的平均含量是〇・九九mg％；而患有動脈硬化症的人，有〇・九二mg％的維他命C；平均起來，其間的差異微乎其微。可是，從實數看來，有三分之一的動脈硬化患者，只含有〇・七mg％的維他命C。健康良好的人，一天所需的維他命C大約是七十mg。如果一天只攝取五十mg，血液中維他命C的值便會大大地降低到〇・七mg％；亦即，降到與剛才所提的三之一的動脈硬化症患者一樣，含有相同的維他命C含量。

一般而言，血液中的維他命C經常維持飽和的狀態是比較理想的。據報導，人體中維他命C在飽和狀態時，其值是一・二～一・五mg％，為維持這樣

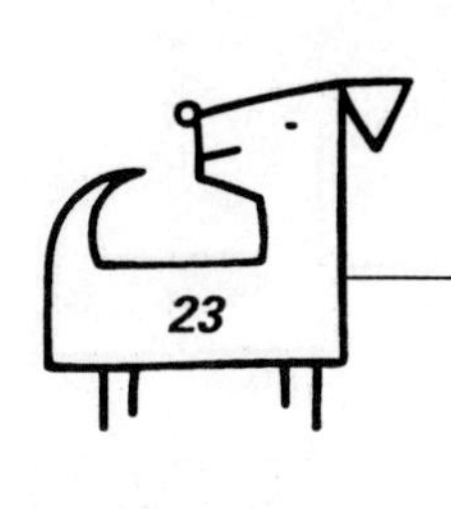

的程度，每天最低的維他命C攝取量應該是在一百mg以上。

人體的構造雖然奧妙無窮，卻不會在體內自行製造維他命C，必須自外界的飲食中攝取。換言之，我們經常都處在維他命C缺乏的危機中。如果在每天的飲食中，攝取過量的脂肪，相對地，維他命C的消耗量也會隨著增加，而血液中的維他命C濃度也會降低。因此，充分補足維他命C是必須的。

年齡與維他命C也有關係。隨著年紀的增加，血液中的維他命C含量會相對地減少；動脈硬化症大都是發生在中年以上的人身上，主要也是肇因於此。

茶葉中含有多量的維他命C，我們利用老鼠來做實驗，以調查茶葉對膽固醇或肝脂肪所產生的作用。於是把高脂肪食物和普通食物做為飼料，並分別加上茶、水、甲硫氨酸，給不同組的老鼠食用：

第一組：高脂肪食物＋茶。

第二組：高脂肪食物＋水。

第三組：高脂肪食物＋甲硫氨酸水。

第四組：普通的食物＋水。

甲硫氨酸對膽固醇或脂肪的存積很有效。經過四個星期後，計算過肝臟和

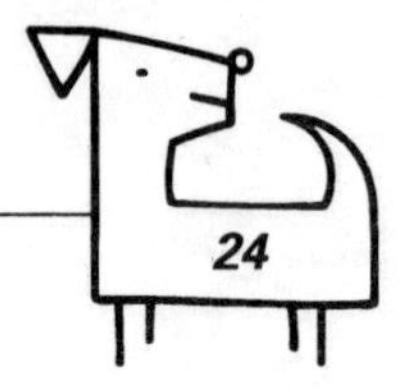

物質 / 以老鼠為例子	血清中的膽固醇 mg／100ml	肝膽固醇 mg／gr	肝脂肪 mg／gr
①高脂肪食物 +茶	187.3	31.5	84.6
②高脂肪食物 +水	214.0	32.9	112.3
③高脂肪食物 +甲硫氨酸水	218.1	29.3	64.4
④普通食物 +水	132.1	9.1	84.4

血清中的膽固醇的量和脂肪的貯存度，現在把那些老鼠的平均值列出來，如上表。

從以上實驗的結果看來，食用高脂肪飼料的老鼠，它們的膽固醇含量也特別高，尤其比起那群只給普通食物和水的老鼠。此外，給茶的那一組老鼠，看起來也比較有防止脂肪積存的效果。這樣看來，茶的確是有效的飲料。

◎茶可以增加食慾

在摩洛哥、阿爾及利亞、尼日等國家，他們的人民都很愛喝茶，這點頗令人感到驚訝。他們喝茶的方式並不像我們慢慢地品嚐，而是像牛飲般大口大口地喝。

他們所喝的茶，大都是玉綠茶，並且將製茶

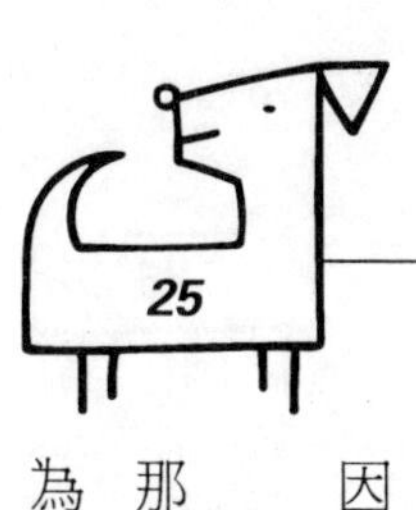

方法稍微改良，使茶和茶之間的接觸更為密集，而揉搓成圓形的茶葉。喝茶時，先在茶葉中加上薄荷或是砂糖，經過開水煮開後，再拿來飲用。加薄荷或加砂糖的理由是，可以減少其中的苦味。

這幾個國家因為信仰回教，所以禁止喝酒，人民因此也把茶當酒喝。

讓人感到困惑的另一個問題，就是他們的食慾非常地旺盛。像一般長居在溫帶甚至寒帶地區的人，受到炙熱的陽光直接照射，就會出現極度的「夏季消瘦症」，但他們仍有著驚人的胃口。

對他們那種以茶當酒的喝茶方式，覺得其中好像有某些藥理性的效果存在。或許大量喝茶，正是引起他們良好食慾的主要原因。

聽說，患「夏季消瘦症」的人，都不太有食慾；也常聽人說「秋天是胃口大開的季節」。這些都有可能是因為食慾和唾液或胃液的分泌有密切的關係。因此，胃液也被稱為食慾液。

另外，還有一種很古老的傳說。據說，古時候為判定犯人是否有罪，就讓那犯人咀嚼生米，如果唾液的分泌不太好，就可以斷定這個人是犯過罪的。因為沒有食慾而被判定為罪人，聽起來實在是很荒謬，可是，也不能說是毫無根

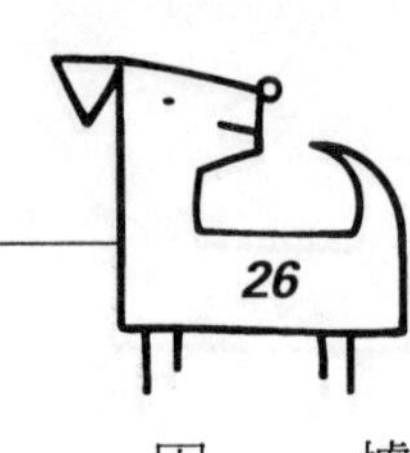

據。

以常人的飲食習慣而言，茶是飯後才喝的。在吃飯時喝茶，胃液會淡薄，因而減低食慾；或者是肚子因而腫脹，無法再吃其他的美食。

⊙治療眼疾的特效藥

也許很多人會覺得奇怪，茶怎麼可以當眼藥呢？事實上，這個醫療方法並不是現在才開始流行的。

『東方醫學寶鑑』可以說是漢方醫學的原始典籍，從過去到最近，一直很普及。在這本書中，記載一些有關茶葉和其他藥草混合煎熬成湯汁——「茶清」的文字。這些記載，有時也可以在我們日常生活中得到印證。例如：「滋腎明目湯」——就是可以用來治好貧血、神勞、腎虧、眼疾等疾病。

此外，被稱為「臘茶飲」的芽茶，也可以治好眼疾或眼睛痛，並且也有可以醫好瞳孔紅腫的「龍膽散」等，諸如此類大約有六種之多。眼睛會癢或是會流淚的症狀，也都可以利用一些含有茶葉成份的漢方來治癒。這是因為茶葉中

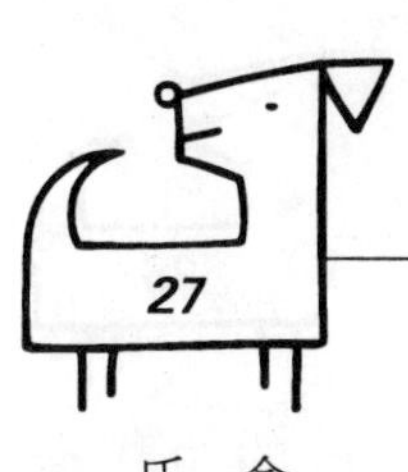

的主要成份——單寧酸（亦稱鞣酸），含有殺菌的作用。至於單寧酸的殺菌功能，可以從科學方法來證明。

將含有茶葉的漢方用水煎煮後，便會產生治療的功效。使用的方法，並不是舀起這些液體，直接沖洗眼部，而是將整個臉浸在汁液中，並讓眼睛一睜一閉。

◎茶葉可以解毒

如果想要探求茶葉的起源，自然而然會讓人想到中國的古代人物——神農氏。根據百科字典在「中國傳統帝王中的三皇之一」中描述，神農氏是主要掌管醫事以及藥草（物）的神明。

相傳他曾在一天之內，遍嚐好幾百種藥草來試驗其效果；這些藥草中有的含有毒性，使得神農氏也遭受毒害。可是，他最後都以喝茶來解毒，於是神農氏更被形容成神秘而了不起的神人了！

把茶葉放入茶壺中，再將開水倒入，在第一泡的時候，咖啡因幾乎都會完

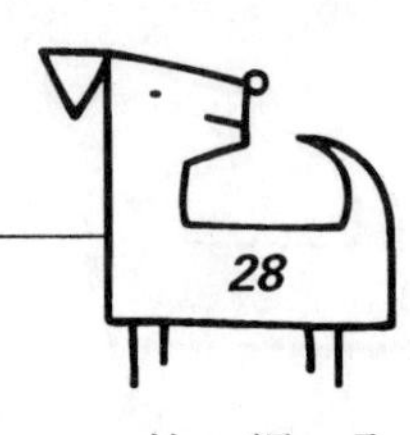

全分解出來。到第三泡時，茶湯中單寧酸的濃度就已經很濃了，喝起來也會覺得有些苦味；所謂的濃茶，就是指這種單寧酸成份較濃的茶。單寧酸具有解毒的效果，也就是有消毒作用。

有毒性的東西，例如，有毒的蕈類、朝鮮牽牛花、奎寧、罌粟等，這些大都屬於生物鹼，而單寧酸會和生物鹼結合，形成不容易被水溶解的化合物來。因此，假定有毒的成分進入人體內，會與單寧酸相結合，在體內形成不易吸收的狀態而被排出體外。所以，誤食食品類或藥物時，喝些牛奶或濃茶，能有解毒的效果，那是因為牛奶和濃茶中均含有單寧酸的成份。單寧酸的含量越多，解毒的功能也就愈強。

◎茶可以治療便秘

根據一項調查的結果，薪水階級的人們，聽說患便秘的比率特別高。這可能是早晨醒來，或許有些便意，卻因上班的時間快到了，或是為趕搭交通車，於是大家都勉強抑制就去上班了，日復一日，於是便造成便秘。

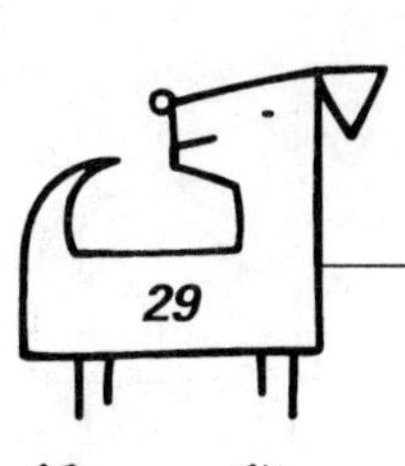

如果每天能夠提早十分鐘起床，並養成喝茶的習慣，相信就會解決便秘的煩惱。茶有幫助消化、促進便意的明顯效果，再加上把心情放輕鬆些，有規律地養成習慣，排便時，就不會感到很麻煩了。

當茶對胃或小腸發生作用時，腸胃的蠕動也就特別旺盛。換句話說，因為茶可幫助消化，促進腸胃的蠕動，所以，可達到通便的良好效果，便秘的苦惱自然也就消失了。

可是，便秘發生的原因有很多種，不能說茶對任何便秘都有效。現在順便來談談便秘的原因吧！

便秘發生的原因，大致可分為下列三種：

(1)大腸吸收過量的水分。

(2)大腸有緊張、衰弱的現象，以致無法順利排便。

(3)大腸緊張的狀況過於激烈，而造成痙攣現象，大便逆流，因而形成便秘。

其中第(1)項和第(3)項發生原因相似，所以，嚴格說來便秘的原因只有兩種，也就是大腸的緊張、衰弱和過於激烈。其中又以前者較多。

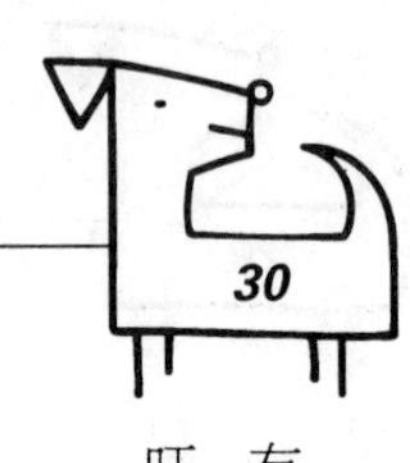

這種腸胃的運動降低所引起的便秘，也就是所謂弛緩性便秘，喝茶是特別有治療效果的。因為茶葉中的單寧酸具特有的收斂作用，可以使腸的蠕動特別旺盛，使弛緩的腸的活動變得很活潑，通便良好。

單寧酸的收斂作用對黏膜或傷口也特別有效，會使局部的血管縮緊，減少液體的分泌，又可以消除組織的充血現象，並擁有乾燥的作用，發揮止血、止陣痛、防腐、消炎的功用。當單寧酸對胃或腸發生作用時，會對胃腸中的黏膜發生作用，以增進其保護腸胃的功能。如果腸胃罹患癌症時，也有提早治癒的作用。當然，對腸胃常患的下痢症狀，也很有效。

但必須提醒各位，如果像著了魔般，一次喝下很多的茶，是千萬不可的。因為茶，尤其是粗茶的單寧酸含量很高，所以，應沖淡一點再喝。實驗的結果也告訴我們，喝太濃的茶反而不好，希望諸位對於這一點，要特別地留意。

⊙早晨喝茶具有多種好處

隨著工商社會的發達，人們的生活也更加忙碌；忙碌的結果最容易使大家

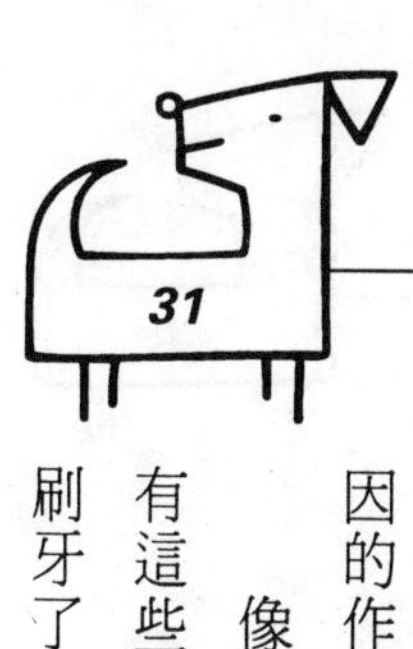

忽略一件事，那就是一天精力的主要來源——早餐。不吃早餐的理由，談論起來都是振振有詞的，諸如：第一，時間不夠啦；第二，一大早，沒有食慾啦；第三，嫌太麻煩了。這些都成了冠冕堂皇的理由。

而且一大早剛起床，口腔中充滿黏黏的感覺，會覺得很不舒服，也難怪大家打不起精神來吃早餐。有趣的是，聽說最近早上起來，不刷牙不洗臉就直接吃早餐，吃完早餐後，再去洗臉刷牙的人越來越多，尤其是小孩子們更是不計其數。

雖然這種情形和一般的觀念有所出入，可是孩子這樣的做法卻很合理。剛起床後口腔中不愉快的感覺，卻可以因為喝下一杯茶就解決了。因為茶中的單寧酸具有收斂作用，會使黏膜產生緊張，而使黏膜更形緻密，更可以溶化黏液而使其消失得無影無蹤；所以喝過茶後，口中會覺得很舒服。此外，又因咖啡因的作用，迷迷糊糊的腦袋瓜會更清醒，食慾也會更旺盛。

像這樣，喝一杯茶卻能達到多種的效果，可不是一舉數得嗎？當你了解茶有這些功用後，萬一您那天早上無法刷牙時，不妨口中含一些茶葉就可以代替刷牙了。

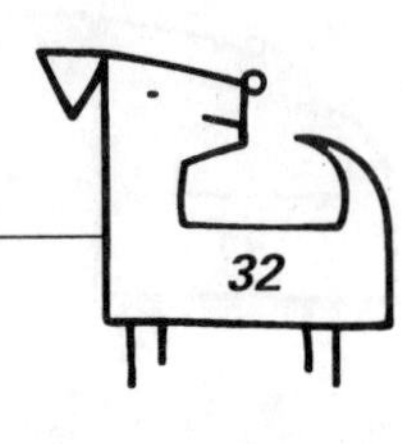

⊙茶可消除任何口臭、健牙

多數人最習慣的喝茶時間，大概就是在吃過飯後喝上一杯茶吧！這雖是一種習慣問題，然而喝茶和吃飯之間到底存有怎樣的關係？喝茶對胃的消化是否有助益呢？現在就讓我們來了解一下吧！

喝茶的第一個作用，就是可以使胃腸的活動更為活潑、更促進其消化的作用。

這並不表示茶可以直接成為一般的消化劑。只是因為茶中所含的咖啡因，可以使胃腸的活動更活潑，更有規律而已。更重要的一點是，飯後喝茶可以消除口臭，這也是維護口腔衛生不可或缺的工作。

每當我們吃過飯後，嘴巴裡總會留下一些飯渣或是菜餚的殘渣，日漸積存的結果，易使我們的牙齒罹患蛀牙等毛病。這時，如果喝上一杯茶，就可以把那些食物殘渣沖洗掉，同時又可以利用茶的殺菌作用，阻止口腔中細菌的繁殖，豈不一舉數得？

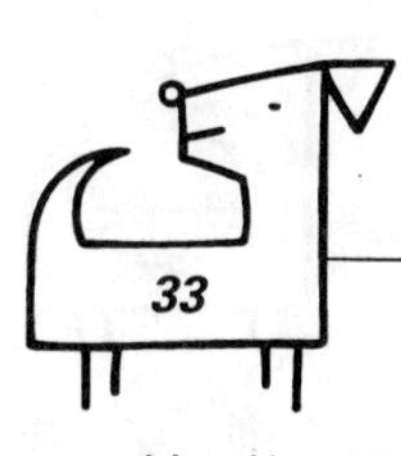

殘留在口中的食物殘渣，往往是發生口臭的主要原因。所以消除口臭的第一個要件是，把這些殘渣漱洗乾淨，鼓勵大家飯後刷牙，也就是基於這個緣故；喝茶也同樣能達到這個效果。且由於茶的芳香成分，會擴展至整個口腔，於是也就消除口臭了。

中國人一般都很喜歡吃大蒜，可是口中卻很少有大蒜的那股特殊氣味，因為他們常在飯後喝一些含有濃郁茉莉花香的花茶，這些茶的香氣可以驅除口腔中的怪味。

為預防牙齒產生疾病，如蛀牙、牙周病等，氟是有效的預防要素，相信很多人都知道。因為氟可以強化牙齒的抵抗力，使其不易遭受蛀牙。因此，牙醫也常勸病人用含氟的牙膏刷牙。

蛀牙就是我們牙齒的硬部，日積月累地被一點一滴地破壞。一般說來，最易發生的部位是在臼齒的上下部位接合的溝處，或是牙齒和牙齒之間銜接部分的琺瑯質，會被蛀成一個小小的洞，然後再慢慢地，連內部的象牙質部分也會被侵蝕。

這些個小洞，如果被食物殘渣或細菌所塞滿，牙齒的組織就被破壞了。細

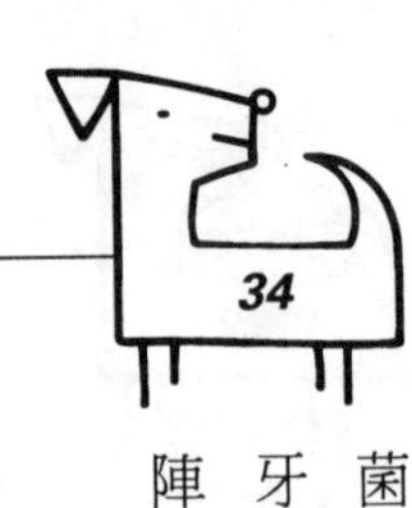

菌會通過象牙質部分，到達牙髓，有時便形成齒髓炎，伴隨齒髓炎而來的就是牙疼。常言道：「牙痛不是病，痛起來要人命。」齒髓炎的患者常會突然感到陣痛，甚至會從睡夢中痛醒呢！

蛀牙如果只傷到琺瑯質部分，還不會感到太痛。如果已傷到象牙質部位，一吃冰冷的食物，或是甜的東西時，就會產生劇痛。想要拯救您的牙齒，愈早發現愈容易治癒，只要把已被蛀的牙齒清理乾淨，並填塞一些汞合金的物質，蛀牙就不會繼續惡化下去了。

吃過東西後，食物的渣、細菌以及唾液混合後，形成一種沈著物，叫做齒苔；齒苔會分泌一種特殊的酸和酵素，往往會破壞、溶解牙齒的石灰質和有機物質，這也就是患蛀牙的人，不能吃甜食的緣故。

因為細菌為製造酸，其最好的材料來源就是糖類，為了防止牙齒蛀牙，最好還是少吃甜的東西。口香糖尤為大忌，因為口香糖的主要成份就是糖，也被牙醫們列為拒絕往來的對象。

以前推行一種叫做「三三三運動」，這個運動主要是提醒大家多多刷牙，至少一天刷三次，三餐飯後刷三次，每次刷牙三分鐘，這實在是維護牙齒健康

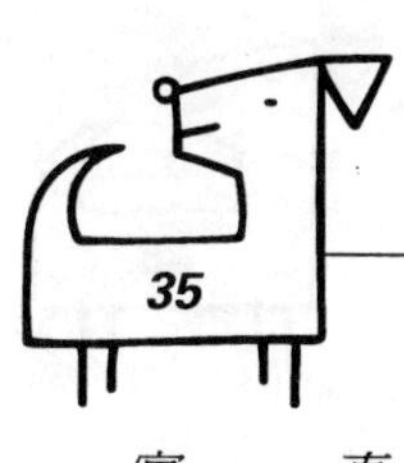

的有效辦法，可是一般人都很難實行。因此，在吃過東西後，至少也要漱一漱口，或是喝點茶吧！

喝茶對防止蛀牙有效的另一個原因是，茶葉中含有氟元素。氟在山茶科植物中含量很多，尤其是在茶葉中，含有四十～一千九百的ＰＰＭ，而老葉所含的量要比嫩葉所含的量更高，這一點和咖啡因的含量情形有所不同。

換言之，若想要保有一口整潔的牙齒，最好是在飯後，喝上一杯用老葉製造的粗茶。紅茶中也含氟，可是一般人的習慣，喝紅茶一定要放些糖，這樣一來就破壞喝茶的原意了。所以，我不鼓勵大家喝紅茶加糖，至於其他茶大可放心飲用。

吃過東西後喝一杯茶，既可以洗掉牙縫中各種食物的殘渣，同時也能吸收氟素，堅固我們的牙齒及幫助消化，真是一舉數得。想到喝茶有這麼多好處，真是找不出可以代替茶的更完美的飲料。

「茶，既是養生的仙丹，也是延年益壽的妙藥。」這句話的確沒有言過其實。

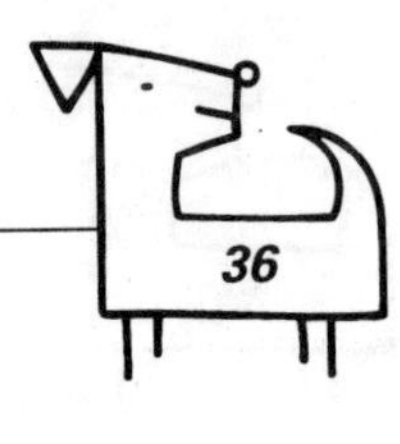

⊙茶與宿醉

自古以來，就盛傳著「茶可以消除酒毒」或「茶可以用來解酒」的說法。一般人在酒醉的時候，大多只想到要喝水。現在既然知道茶也可以醒酒、解酒毒，聰明人當然是選擇喝茶囉！

若以動物做實驗，我們可以發現，動物在酒醉時，起初會顯得比平時活潑許多，行動也似乎特別忙碌；一旦給牠們喝下茶後，牠們的行動會漸漸地遲緩下來，彷彿是給了一劑安定劑般。由此，可以證明茶的確有解酒毒、消除宿醉的奇妙功能。

下面介紹一下實驗結果的有關資料，看看實驗室中記波器所記錄下來的運動曲線。

如圖⑥是只給水喝的老鼠們的普通運動情形。

如圖①是喝過酒精的老鼠們的動作情形。

如圖②是給老鼠喝過酒精，五分鐘後再喝茶的情形。

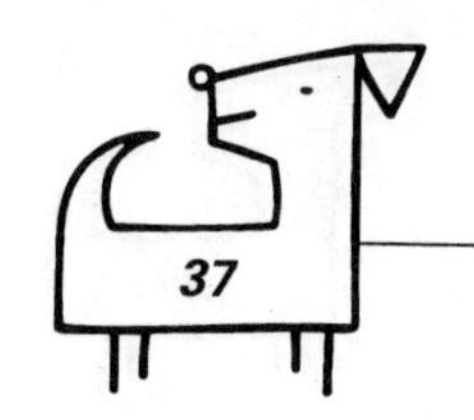

對喝過酒的老鼠進行實驗，所做的裝置

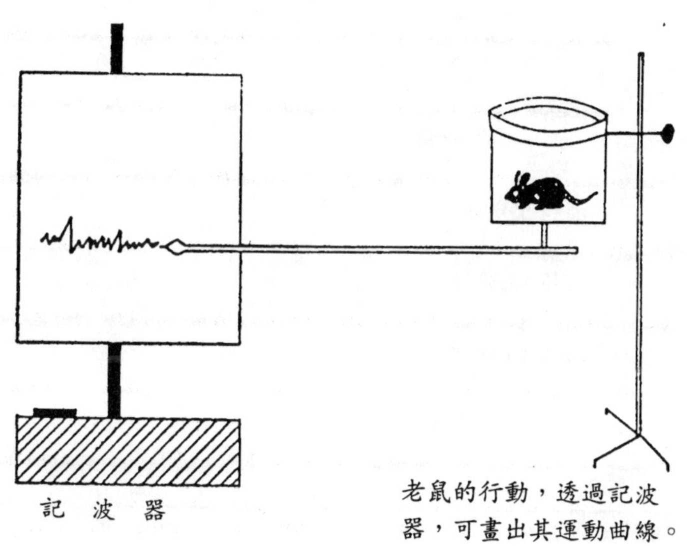

老鼠的行動，透過記波器，可畫出其運動曲線。

如圖③是先讓牠喝過酒精，五分鐘後再喝水的情形。

如圖④同樣是先給酒精，但在十五分鐘後再給水喝的情形。

如圖⑤先給酒精，十五分鐘後再給水喝的情形。

實驗的結果是，只給酒喝的老鼠群，在三十～八十分鐘後會形成運動失調且無法抑制的狀態，經過九十分鐘後，仍是處於酩酊狀態，而無法從酒醉中清醒過來。

另方面，也給茶喝的老鼠群，七十～八十分鐘後，大致上都已恢復到正常的狀態，已經看不出有任何運動失常或無法抑制的情形。

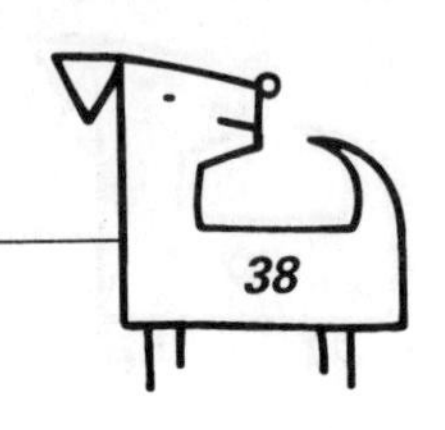

茶對喝過酒的老鼠的影響

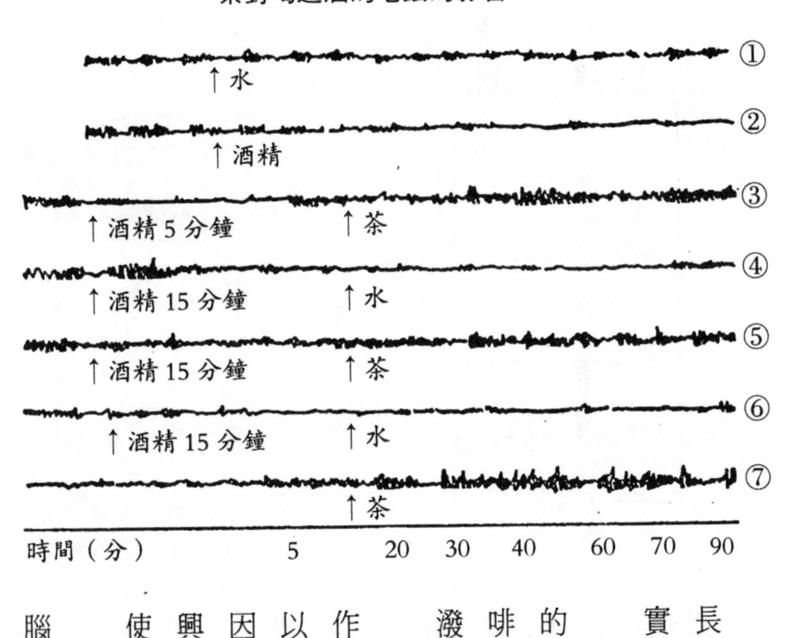

給水或給茶，以及所給的時間長短，都會產生不同的變化，但就實驗的結果而言，都是一樣的。

上表中，⑦的部分是只給茶喝的老鼠的動作顯示。由於茶葉中咖啡因的作祟，所以，都表現出很活潑的動態。

酒醉的發生，是因為酒精產生作用，而大腦被麻痺的緣故。茶可以醒酒，是因為茶葉中含有咖啡因。咖啡因可以引起中樞神經系統興奮的作用，促進大腦的活動，而使酒醉的人清醒。

但是，麻痺現象消失後的大腦，雖然感到清醒，有時仍會留下

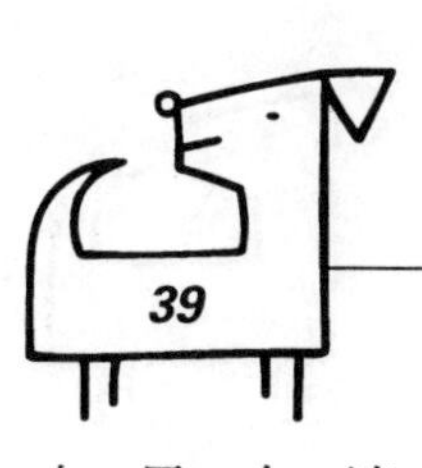

不良的後遺症，宿醉就是最典型的例子。直到目前為止，酒醉或宿醉的直接產生原因，尚未調查出來。

要消除酒醉最好的辦法，就是準備一些含有很多咖啡因的茶。愈是高級的茶葉，所含的咖啡因愈多。

通常在第一泡的時候，茶葉中的咖啡因和維他命C大部分都已完全滲出。隨著沖泡次數的增加，只有使單寧酸的滲出量更增加而已。喜歡喝茶的行家們都說：「第一泡的茶比較香，第二泡比較有味道，到第三泡只能品嚐其中的苦味了。」道理也就在此。

為防止宿醉，最好在事先準備一些熱茶。在喝酒之前，先喝下五杯熱茶，就可有效地防止宿醉。

好客的中國人在宴席上，常常會拿出竹葉青向客人們勸飲。這是一種顏色淡黃，有股清香氣味，用玉蜀黍磨成的粉製做的酒，酒精濃度大約是百分之五十，是一種相當烈的酒。如果事先不清楚這種酒的酒性，一味地跟人乾杯，後果將相當慘重。不僅醉相會很難看，甚至整個口腔會有麻木的感覺，大約有三十分鐘的時間，無法說出話來。

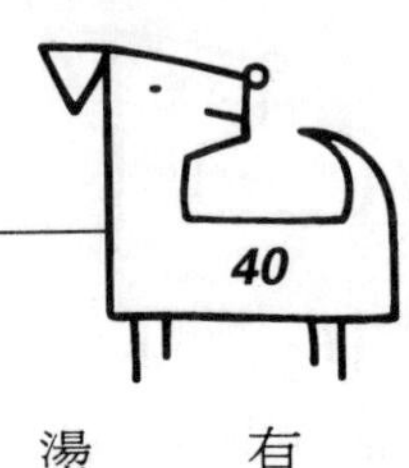

因此，大家在喝酒之前，總會喝下由服務生端來避免酒醉的包種茶。不僅有事先預防的作用，即使是在發生宿醉後才喝，也是很有效的。

為治好宿醉而喝包種茶的正確喝法是：先將茶葉倒入茶壺中，再倒入不很燙的熱水，隨即將茶葉汁倒掉，這即是所謂的溫潤泡；茶湯倒掉後，再重新注入開水，整個茶壺這時必須浸在開水中以保持熱度，茶壺中的茶葉也必須要能夠全部浸在開水中，亦即，茶壺內與茶壺外的開水高度要一致，經過些許時間後，再將茶汁倒入茶杯中來喝，如此一杯又一杯地喝，直到茶湯變得淡而無味為止，這茶才算喝完。

◎茶與尿布疹

在日漸發達的醫學界中，中醫的治療方法重新受到各界的矚目。茶被當做藥茶，自然也是始於中國；然而，把茶當做漢藥來使用，並不只限於用煎熬一種方法而已，還可以其他方式來使用。

民間各種治療疾病的偏方中，曾流傳「嬰兒的股間有濕疹現象時，可用茶

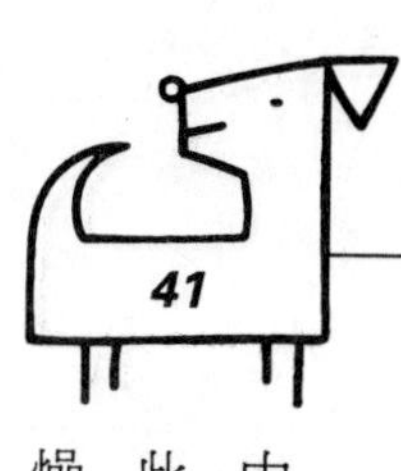

磨成粉末敷在患部，有治療濕疹的功效。」或「燙傷時，可以將茶葉加醋，搗成泥糊狀敷在患部，可以減輕疼痛」。

在痱子粉尚未問世以前，大多數的人發現嬰兒患有尿布疹時，都是利用這種方法來治療預防的。據說還挺有效的呢！

前面所提到的茶葉磨成粉，據說對治療頭蝨也很有效。方法是把茶葉浸在熱開水中，跟少量的水銀混合在一起，然後塗抹在頭髮上，並用布將頭部包起來，經過二天二夜之後，大部分的頭蝨就可以完全消滅了。

此外，下痢或酒醉，以及小兒癲癇，都可以利用茶葉來醫治。據老一輩的人說，「山牛湯」對腦部的梅毒也有效。山牛湯不只是利用茶葉，同時也把土茯苓、忍冬、防風、天厤、玄參、辛夷、川芎、黑豆等中醫藥材混合在一起，煎熬成的藥。

有一種指間糜爛症，經常要與水接觸的工作者最容易罹患此症。這種病是由真菌所引發的一種皮膚病，尤其容易發生在中指和無名指上，一旦發覺感染此症，可用濃的粗茶直接浸泡十分鐘，擦乾後，再敷上茶末，使其經常保持乾燥狀態，如此也能治癒。

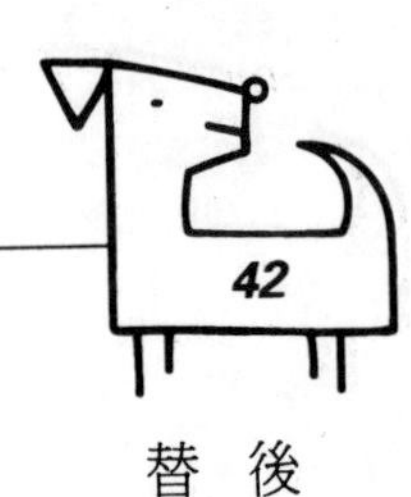

男人最容易罹患的皮膚病是腹股溝癬和頑癬。一般的治療方法是在沐浴後，再塗上藥劑，最後才敷上一層痱子粉。然而，這種方法倒不如以茶末來代替痱子粉，或許會更有效。

◎茶可以提神

相信很多人都有昏昏欲睡，猛對周公點頭的經驗，這種情形是如何發生的，且看下面解說。

傍晚，差不多六點左右，我們體內自律神經中的交感神經作用，自然會好起來，副交感神經的作用也會愈來愈強盛。交感神經是主掌人體活動的神經，副交感神經則是主掌人體休息的神經。副交感神經即使是在晚上睡眠時間內，其作用不但不會變得衰弱，反而到達最高峰的狀態。

通常，在我們睡覺時真正休息的，只是掌管運動或感覺等有關意識方面活動的腦中樞而已，其他仍是十分活躍。

咖啡因的興奮作用就是使大腦的皮質產生興奮，並讓交感神經緊張；因

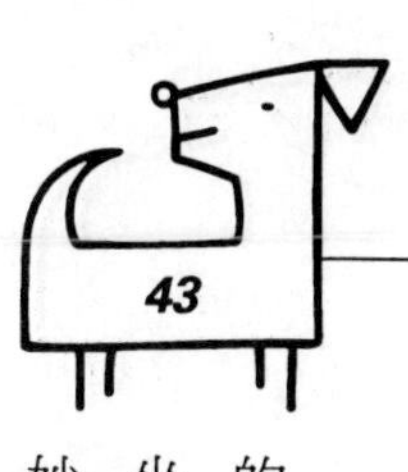

此，常被做為提神的東西。

一般都認為咖啡或紅茶中的咖啡因含量要比茶葉多，事實上卻剛好相反，綠茶中的咖啡因含量相當多。一般神經較敏感的人，只會在上午喝茶，傍晚以後大都只喝一些清淡的咖啡或紅茶，因為他們深知這其中的道理，有這一句話：「在四、五人的鼾聲中，心中常恨茶多事。」是說一個人在出外旅行時，因為喝了許多茶，到半夜，眾人皆睡唯獨他仍無法入眠，因而後悔臨睡前喝了那些茶。這句話不僅道出失眠人的苦惱，同時也說明茶的確具有興奮的作用，可以使人精神振作。

若以醫生的立場而言，喝任何的飲料最好是在就寢前的二小時，因為攝取過多的水分，原則上都會在二小時以內，轉換成尿。如果睡覺時，膀胱積下太多的水分，實在不是個好現象。

茶可以防止瞌睡，而與禪有關則是從印度來到中國傳教的達摩大師所提倡的。在當時，達摩大師不分晝夜地到處宣揚佛法，體力因而透支，經常為了在坐禪時打瞌睡而感到無比的苦惱。幸好有喝過茶的中國人，告訴達摩大師茶的妙用，因而也幫助他解決此難題。

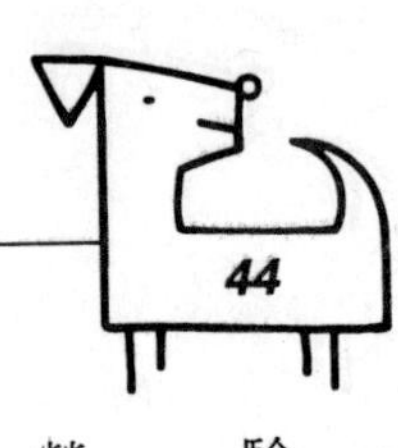

若是為驅除瞌睡而喝茶，必須在真正想要睡覺前的四十五分鐘喝。根據實驗的結果，茶葉引起興奮的時間是可以被掌握的。

一個平常就習慣喝茶的人，白天即使做一整天的肉體勞動，而感到十分疲勞，但是，如果讓他從晚上七點開始，在六小時之內喝十杯茶的話，仍然會造成整晚睡不著覺的結果。

曾做了這樣的實驗。實驗的對象是一位三十三歲的男性，體格相當健壯，稍微有點肥胖。

在實驗開始的前三小時內，就喝了中等茶六杯；在後三小時內，喝的是高級茶四杯。在這段時間內，他所擔任的工作是參與腦力激盪，需要全副精神貫注在其間的事情。做完之後，已是凌晨一點，三十分鐘後，才正式上床睡覺；然而卻始終無法入睡。

根據實驗的結果顯示；越想要熬夜的人，為驅逐睡蟲，越需要喝一些咖啡因含量很高的茶。若每隔三十分鐘喝一次茶，相信定能達到目標。

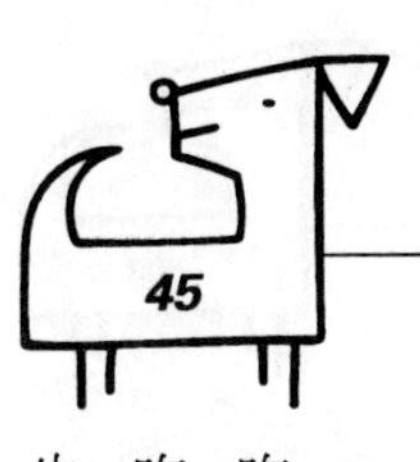

⊙茶可以減輕懷孕時的種種症狀

懷孕期間，最怕得妊娠中毒症，如果缺乏妥善地照顧，一不小心，母親與胎兒都可能會因此而喪命。在懷孕初期大都會「害喜」，一般說來，害喜的現象是從懷孕兩個半月後才開始發生的，到懷孕第三個月的後期和第四個月的初期後，狀況自然會好轉。

懷孕婦女害喜的比例或時期，會因每個人的體質不同而有所差別。害喜的症狀最容易發生在一早醒來時，這也是一般懷孕婦女感到最麻煩的。因為如此一來，將無法嚥下任何食物。有些體貼的先生，看到這種情形也感到很難過，但又愛莫能助，甚至會跟太太一樣有害喜的現象，真是「婦唱夫隨」。

若想防止因害喜而無法進食的現象，不妨在床頭或枕邊，放一些自己喜歡吃的輕淡而有營養的食物或蛋糕之類。在醒來，尚未感到不舒服之前，就拿來吃。雖然不是一次吃很多，但想吃的時候就慢慢地吃一點，對孕婦來說，體力也不會因此而減弱。

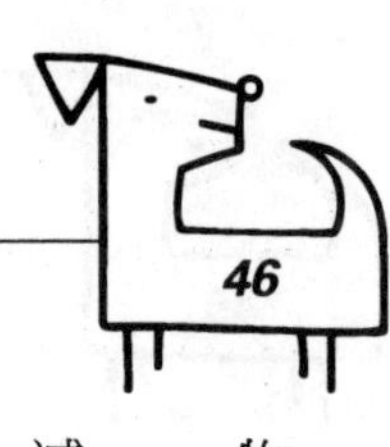

另外，減輕害喜現象的另一個方法是，停止使用皮帶或胸罩等約束身體的物件，經常保持輕鬆愉快的姿態，也是相當有效的。

害喜的症狀如果嚴重到整天都沒有食慾，全身衰弱無力，並有便秘、尿量減少、頭暈等現象時，就需要接受醫師的診斷治療。

害喜發生的原因，是由於胎盤中的絨毛所分泌的一種毒素，混合在血液中而引發的現象。除在肉體上產生不適外，對孕婦的精神上也有相當地影響。

治療害喜的第一步，必須先使精神安定、輕鬆下來。孕婦想吃東西就去吃，尤其是比較喜歡吃的口味；這對孕婦而言，具有鬆弛精神緊張的功用。根據醫學上的觀點，首先要強化和保護可以促進解毒功效的肝臟，使其功能健全；因此，醫生都會開給孕婦一些葡萄糖或維他命B、C等營養藥劑。懷孕期間尤其需要大量的維他命C，約平常兩倍的量；如果能夠大量攝取，就可以提高解毒的作用，害喜的症狀也會減輕許多。

各位已經知道，高級的茶葉中，含有豐富的維他命C；懷孕期間如果想要喝些清淡的飲料，最好是改為喝茶。有一種漢藥是專門給容易流產的婦女服用，名叫「五味安胎丸」。這種藥規定要用茶來服用，可見聰明的中國人，了

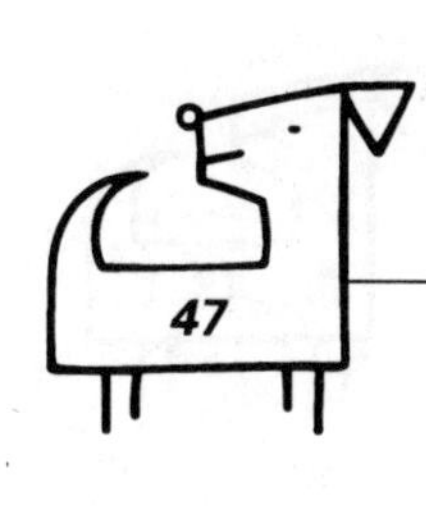

解這其中的道理。從其他的食品中，也可以攝取到維他命C，若想從茶中攝取足量的維他命C，一般必須喝上七、八杯的茶，懷孕的婦女則大約需要喝上十杯；當然能夠喝到第一泡的高級茶，是最理想的。

懷孕期間若攝取過多的鹽分，就會和體內的水分混合，形成浮腫。因此，最好不要吃瓜子或鹼的煎餅之類的東西，縱使吃完這些東西後再喝茶，也無濟於事。

為攝取多量的鈣，鼓勵大家多喝牛奶。如果不喜歡牛奶的味道，可以把牛奶冷卻之後，加一些蛋黃或茶末粉、砂糖等，也是很可口的。放蛋黃是為增加營養的成份，也可以不加；只要準備一罐茶末，每當喝牛奶的時候，就直接加入一小匙的茶末。至於冷熱，也因個人的喜好不同而異。

⊙喝茶皮膚會變黑嗎？

「聽說茶喝太多，皮膚會變黑，這是真的嗎？」

「我從小就是由外婆養大的。我媽媽因為工作的關係，一直把我寄養在外

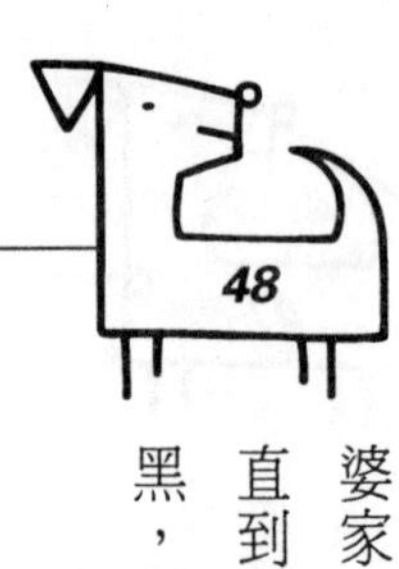

婆家。外婆家喜歡喝茶，所以，我從小也很喜歡喝茶，每天都要喝上好幾杯。直到有一天，有人告訴我，喝茶會使皮膚變黑。因此，我覺得我的皮膚會如此黑，很可能和我從小喝茶有關係吧……」

「喝茶會使皮膚變黑」這種傳說到目前為止，沒有一個人可以說出理由。這就像另一種傳說：「不能讓媳婦吃到秋天的茄子」，或「小孩子喝茶，就會刮大風」一樣荒唐吧。

茶，在從前是相當昂貴的東西，如果讓太太或小孩子們，一整天都在家裡一邊喝茶，一邊打發時間，未免太浪費了。因此，當時的人才會傳出這樣的話來也說不定。

茶含有豐富的維他命C，而且這種維他命即使遇到熱開水也不會被破壞。同時，維他命更是婦女美容養顏的秘方，「喝茶皮膚會變黑」，這種說法真是無稽之談。

談到維他命C和皮膚顏色的關係時，不妨也談，真正使皮膚變黑的原因。我們都知道，會使膚色變黑的關鍵在於黑色素。黑色素是一種色素原，皮膚或黑或白，完全掌握於黑色素，維他命C可以抑制色素原變成黑色素的過程，所

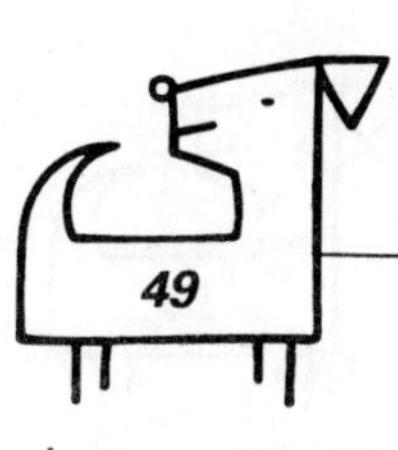

以，維他命C會使人皮膚變白的道理，便在於此。

這是實驗室的實驗推論，然而，我們的體內到底需要多少量的維他命C，才能使在人體中充分發揮作用，目前仍是一個未知數。

色素也會沈澱，像黑斑、雀斑、日曬造成皮膚表面的粗糙，皮膚表面的分泌物也會隨著產生變化，這時就需要大量的維他命C。而茶葉中含有大量的維他命C，只要喝足夠的茶，皮膚就可以變白，這種說法應是十分合乎理論的。因此，喝茶使皮膚變黑的情況很少發生，反而因喝茶而變白的可能性較大。

◎茶能改善老菸槍粗糙的皮膚

談到香菸，真是有百害而無一益。近來醫學更證明經常吸菸的人，容易罹患肺癌。現在很多國家在香菸包裝盒上，都印有「為維護您的健康吸煙請勿過量」等字樣，目的是在提醒您，香煙對人體的害處。

每當我們進入西餐廳、咖啡店，或在宴席上喝酒，甚至打麻將的時候，絕大多數的人會在不知不覺中吸入過多的菸。你不妨留意一下，那些通宵打麻將

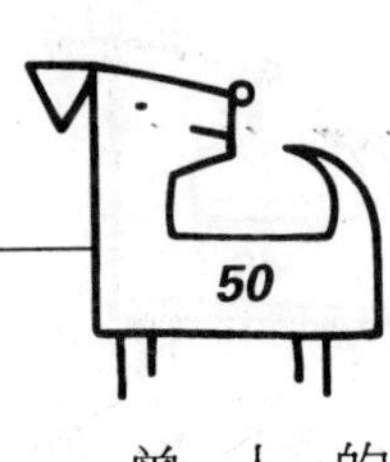

的人所用的菸灰缸裡，必是滿滿的菸蒂。看到這種情形，讓人直接連想到這個人很可能患了癌症而不自知。香菸中的尼古丁會大量破壞人體內的維他命C。曾有人做過測驗，一根香煙可以消耗掉二十五mg的維他命C。

一般說來，菸癮重的人，皮膚都會變得很粗糙，相信您的周圍一定不乏這種人存在。由於尼古丁破壞維他命C，造成人體中維他命C的不足，皮膚因而失去彈性，變得十分粗糙。同時，維他命C也具有消除尼古丁的作用。所以，經常抽菸的老菸槍們，尤其應特別注意維他命C的攝取量。

前面說過，在第一泡的茶中，咖啡因和維他命C會逐漸地滲出，是含量最豐富的一次，老菸槍們當然在「飯後一根菸」時，也泡上一杯茶，那才是真正賽過活神仙呢！每天喝上幾杯第一泡的茶，無形中就增加維他命C的攝取量；當然，從蔬菜、水果中攝取維他命C，自然是更好。

「皮膚是我們身體健康的標誌」，這句話相信您一定了解。一個人如果內臟或組織有了毛病，他的臉色、神情或是皮膚的光澤度，讓人看起來就是一副不健康的模樣。中國漢醫的診病妙法就是「望、聞、問、切」，其中「望」就是察顏觀色，從一個人的氣色中，觀察是否有病，甚至還可斷言是患了何種

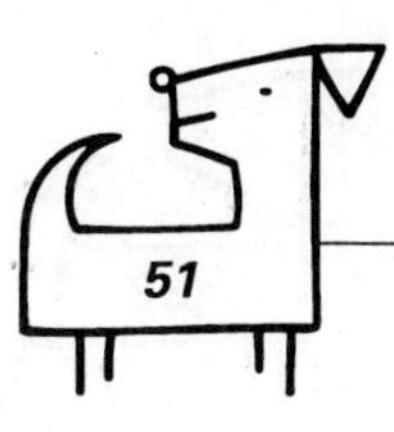

病，這種功力真是令人佩服得五體投地。

李小姐是一位女店員，現年二十一歲，最近她的皮膚變得愈來愈粗糙，甚至還看得到細細的皺紋。聽說她是為減肥才開始抽菸的。可是香菸中的尼古丁會破壞維他命C，這也是她的皮膚變得粗糙的原因。

另方面，她雖然常吃蔬菜，可是她只吃橄欖和萵苣，而對維他命C含量很高的青辣椒、胡蘿蔔等綠黃色蔬菜的攝取量卻很少，造成葉綠素不足。李小姐為改善皮膚，於是開始喝茶，同時也增加綠黃色蔬菜的攝取量。經過一段時間後，逐漸恢復到原來紅潤、富有彈性的肌膚。女性最容易發生的貧血症，也是因為葉綠素、維他命C等不足而引起的，為維護您的美麗與健康，均衡地攝取營養，充分地攝取維他命C實在刻不容緩。

◎茶可以減肥

根據美國的人壽保險公司發佈的統計資料顯示：「過胖的人，會有生命的危險。」

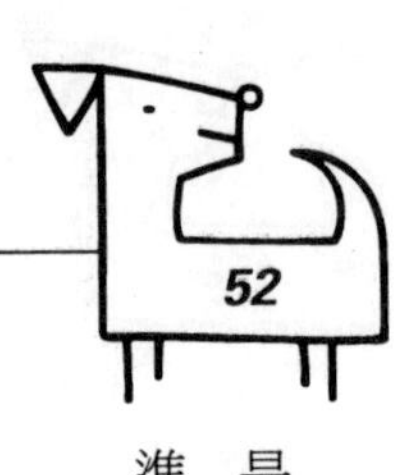

根據這些資料來看，體重超出標準的一五%～二五%的人的死亡率，幾乎是標準體重者的一·五倍；體重超出標準二五%以上的人的死亡率，竟然是標準體重者死亡率的兩倍，這個數字相當驚人。

體重過重的人，其生命或身體常存有危險的因素，這一點，的確使許多人無法泰然地面對這些問題。

人為什麼會肥胖呢？從各種調查的結果顯示，問題在於吃下卡路里含量過高的食物，無法消耗的卡路里便在體內形成脂肪，日積月累地自然就會肥胖。尤其是吃了太多糖質東西的人，其卡路里的增加特別顯著，這才是造成肥胖的主因。

「我不覺得吃得太多，可是仍然這麼胖，我想這可能是體質的關係吧！」或許，他的確吃得很少，但也很可能他是特別喜歡吃甜的食物！假設這種人一天之中，只吃意大利麵、果汁，或吃很多的飯而只配著茶或醬菜而已，感覺上好像真的吃得很少；但是，若真想以這樣的吃法達到減肥效果，那可真是在做夢啊！因為此人所選擇的，都是特別容易形成皮下脂肪的糖質、澱粉質的食物，如此怎能達到減肥效果呢？

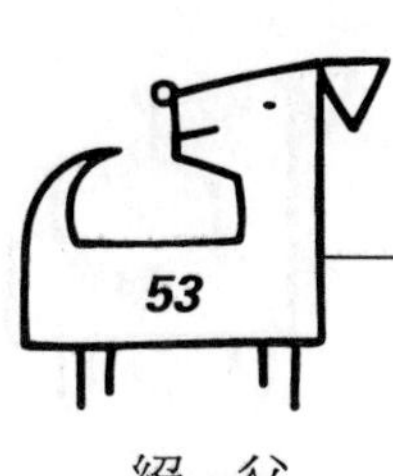

在我們眼前若陳列有果汁（水果）或是咖啡，相信任何人都會不由自主地伸出手來取食。一般人認為水果吃得再多也沒有關係，這是錯誤的觀念。我們不要忘記一項事實：水果是甜的，甜的東西自然含有很多的糖分，無形中又增加許多卡路里。如果看到桌子上擺著水果、甜點之類的東西，就很隨意地且不節制的伸手取食，等於是在為肥胖而努力。

相信很多書籍中都曾介紹過，過分肥胖的人適合飲用的代表性飲料，就是茶。紅茶或是咖啡，如果不加糖，也可以飲用。

過分肥胖的人尤其必須少喝，甚至不喝的飲料尚有：啤酒、洋酒、國產酒、汽水、可樂、果汁、水果露等；亦即，只有茶是特別例外，因為茶不含卡路里。喝再多也不會增加體重，反而對身體有益；尤其是半發酵的烏龍茶，被認為對脂肪的分解具有效力。

此外，值得一提的是，茶對孩子們的成長絕對不會構成阻礙的。聽說有些父母親完全不給孩子們喝茶，可是，當孩子們要求喝果汁或可樂時，就不會拒絕。這和美國人的情形不同；在美國，他們的父母都不會給孩子喝可樂的。

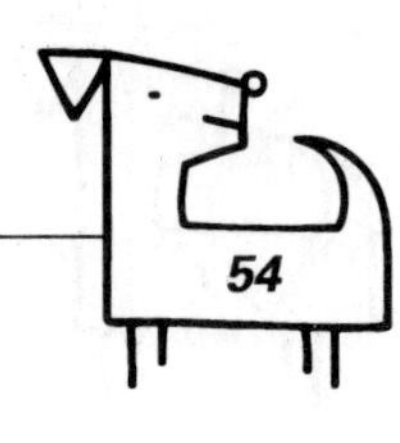

⊙茶可以防止夏季消瘦症

夏天，因為天氣炎熱，容易造成食慾減退，也由於流汗的緣故，總是喜歡多喝一點水。但是，一到秋天，似乎所有的精力都喪失了。如果想要持續在炎熱夏季中的體力，最好不要經常喝水，改成喝茶的習慣比較好。

因為水會沖淡胃液、消耗我們的體力；可是，茶卻可以幫助消化、恢復食慾。還有水喝多了，水溶性的維他命會跟多餘的水分一起排出體外，這也是人們在夏天消瘦的原因。

在香港每到夏天，就會有人將二十四種漢藥一起煎熬成涼茶出售；雖說是涼茶，也有熱的。只要喝上一杯，就可以防止夏季的消瘦，還可消除暑氣呢！在濕度很高的香港，香港人仍然有旺盛的食慾，大概是因為有這種涼茶的緣故吧。天氣炎熱時，大家都喜歡喝些冰涼的飲料，雖然帶來一時的舒暢，然而，倒不如喝些熱茶發發汗，讓身體的熱發散，比較合理。

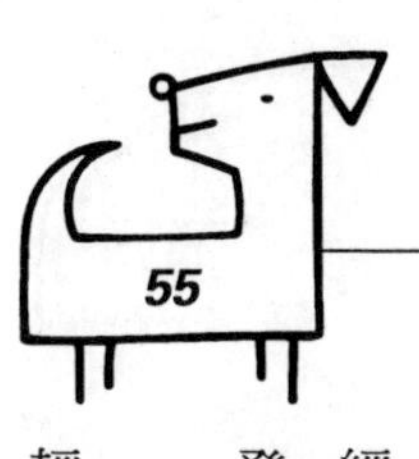

⊙茶的種子對氣喘很有效

打開中國最古老醫書——『本草綱目』時，可以發現，將茶的種子磨成粉末可以治好氣虛、頭痛等毛病。此外，茶的種子磨成粉末後，再加入蜂蜜，和同量的百合的根所磨成的粉末，一起混合喝下去，對氣喘、咳嗽、解痰很有功效。

茶葉被一般大眾當做治療感冒的偏方——起源很早。因為茶可以治好頭痛，而且有發汗的功能和利尿的作用，對解熱很有幫助。漢方的藥劑中也有一種「加味上清丸」，對清聲、潤肺、止咳等很有效。另一種叫「大川芎丸」，對因洗澡時而著涼的感冒，很有治療功效。感冒的藥劑都是用茶來服用；茶也經常出現在處方中，例如：追風散、一字輕金散、川芎散、清空膏等，對帶有發燒現象的偏頭痛和頭痛均很有效用。

有些人治療感冒的方法是，洗三溫暖。想利用熱氣使身體發一場汗，來減輕感冒的症狀。這種做法，和喝熱的洋酒或熱茶一樣，都可以溫暖身體，促進

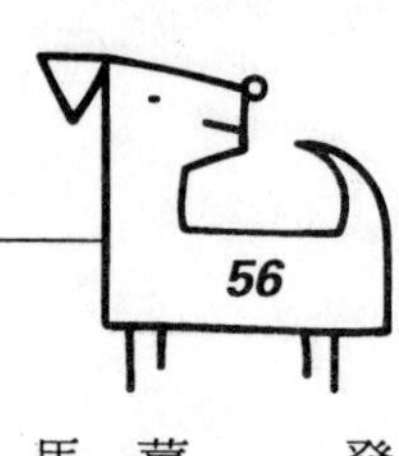

發汗作用。

「薑茶湯」是漢方中，可以治好疫痢或赤痢等腹痛症的藥，是把同量的生薑和春茶一起煎熬後服用。到國外旅行時，如果突然發生嚴重的下痢，又無法馬上請醫生來治療時，最好盡量多喝濃茶，因為茶有防止病菌的滋長，並破壞其毒素的能力。

⊙疲倦時不妨喝茶

俄羅斯人的飲食習慣中，有一種叫做俄國茶，就是在普通的紅茶中加上果醬。愈是寒冷的國家，愈喜歡喝茶；在俄羅斯，人們都是圍在暖爐的四周，一邊喝著熱紅茶一邊談笑。有時為溫暖身體，就會用紅茶加威士忌酒來喝。

在日本的東北地方或是信州等地方的人民，會一邊吃醃菜一邊喝茶，一天也要喝上好幾杯，那是因為醃菜是用鹽醃的，所以愈吃口愈渴，也就愈想喝茶。

那麼，紅茶加上果醬也可以說是日本式的俄國茶了。如果你略感疲勞時，

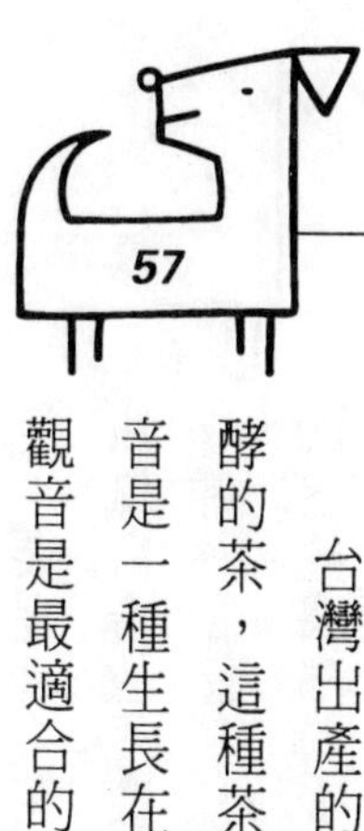

不妨試試看。當然，這時最好是喝香氣愈濃的熱茶。

◎運動後喝加芝麻的茶

把茶用熱開水沖泡，然後再加入芝麻；芝麻要事先炒過再磨成粉。之後，再加上少量的味噌、醬酒、味精、砂糖等；這種茶，對消除疲勞、增進食慾、促進體力的恢復有非常迅速的效果。

此外，可以當做是一種下酒的茶。

◎吃太飽時，最好喝鐵觀音

台灣出產的茶有綠茶、花茶、烏龍茶、包種茶、鐵觀音等。烏龍茶是半醱酵的茶，這種茶有很多品種；而要當做功夫茶來喝的話，最好是鐵觀音。鐵觀音是一種生長在山上岩地的岩茶，功夫茶喝起來需要相當長的時間和手續，鐵觀音是最適合的。

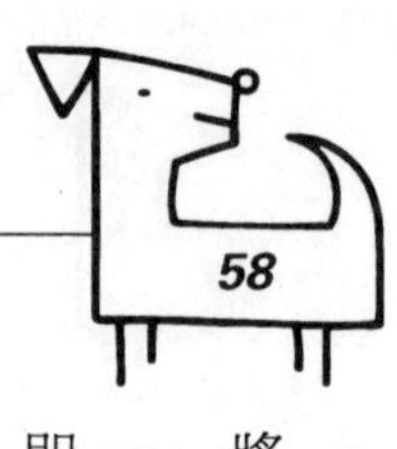

要喝功夫茶，首先必須準備專用小茶壺和小茶杯，泡一次即等於四人份；將鐵觀音放入壺中到七分滿為止，然後注入熱開水。第一泡的汁液，倒在另外一個小茶壺中，第二泡時要將蓋子蓋好，再從壺上澆開水，經過一段時間後，即變成濃郁的香茶。這種濃茶的味道很強，且有點苦味。

像這樣反覆沖泡幾次，每個人大約可以喝個五、六杯。雖然每杯只有一點點，可是，如果在肚子腫脹的狀況下，再喝一點鐵觀音，立刻會覺得很舒服，有人甚至還想再繼續吃東西呢！這是因為鐵觀音可以去除油膩，因而它也成為大眾常喝的茶。

⊙絕對可以消瘦的茶體操

有的人認為，水果吃得再多也不會發胖，這實在是個錯誤的觀念，水果所含的熱量也是很高的。以提倡食物療法來達成消瘦目的的醫師也主張：每個人每天可吃的水果量是一百五十公克。同樣是水果，香蕉或香瓜的甘味較強，葡萄柚的甘味較少，這是誰都知道的。

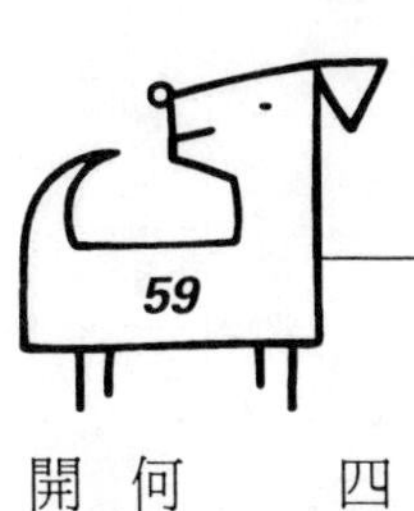

為避免吃得太多，最好的辦法是，在飯前多喝一點湯或水，像菜湯、清燉熱湯、茶都很適合。

此外，還有一種積極地利用茶的美容體操，也可以協助你達到目的。某美容體操的指導專家，會教導人如何徹底地發揮喝茶的減肥健身妙法。

首先，在還未正式練習前，她會先要求每個參加的人喝兩杯茶，然後開始做三十分鐘的健美體操。這種體操與一般體操無太大差別，只是動作比較有生氣，讓人有精力充沛的感覺。三十分鐘後，每個人都是滿身大汗，然後用蒸餾過的毛巾擦乾汗後，休息五分鐘。這時，她又要每個人喝一杯冷的茶，然後再繼續後半段的體操練習，其目的是使體內的廢物隨著汗水一起排出，並讓多餘的水分也排出。

她本身的皮膚就很有彈性，臉上幾乎沒有化粧，可是一點都看不出她已是四十多歲的人，仍是那樣年輕動人。

六十分鐘的練習完畢後，又會有人端出濃茶來；當然，這時是絕不供應任何餅乾的。「想要消除疲勞感，最好是喝濃茶。相信各位回家後，也可以馬上開始做家事。」

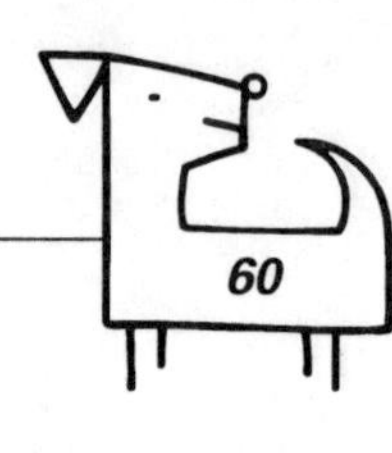

◎混合多種東西的精力茶

你想不想和你的女友一起來喝家庭式的雞尾酒呢？如果她不能喝酒，也可讓她嚐試一下混合多種東西的「雪湖」。

調製的方法是杜松子酒一盎斯、濃綠茶二盎斯、果汁凍一盎斯，把這些東西冷卻後，倒進透明的玻璃杯中，周圍灑一些細砂糖，透過玻璃看起來，好像山中的湖上降了初雪一般，非常富有羅曼蒂克的氣氛。喝下這樣具有美感的東西後，更能增加情調，促進你倆之間親密的關係。

◎茶可以治好紅臉

鼻頭紅紅的或是整個臉紅紅的，這種症狀正式的名稱叫做酒皻。大多是因為喝了酒，整個身體熱起來，臉才會泛紅，這種症狀男性較多，少數年輕的女性也有這種現象。

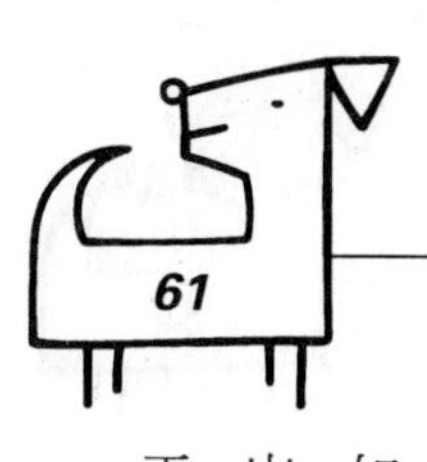

有一位郭小姐，就因為鼻頭紅紅的而感到苦惱。尤其是在她成年後，症狀愈來愈嚴重，不論如何化粧都無法掩飾，因為鼻子部分很容易流汗，所以粧很容易脫落，反而特別明顯。郭小姐卸粧後，對著鏡子仔細一看，毛細孔好像樹枝般很明顯地分佈在鼻頭附近。

一般的治療是採用電分解、亂切或水銀石英燈的壓低照射三種方法。然而郭小姐所選擇的卻是利用茶葉來治療。她的理由是，因為這種治療方法比較便宜，並且隨時隨地都可以做到。

漢方中有一種叫「凌霄花散」的處方，是利用二株藥草的粉末和茶一起服用的。知道這個處方的郭小姐，到漢藥店去買些凌霄花和山梔子的粉末。她非常積極地利用茶來治療。她每次最少喝三杯茶，也有在三十分鐘內喝完六、七杯的記錄。平均每天喝四次，結果很意外地發現，她所患的便秘症竟先治癒，如此一來使她更有信心。治癒便秘，當然腸胃也愈來愈好，身體狀況一如二十出頭的少女一般，行動輕快而且精神飽滿。開始治療時是在春天，可是到秋天，她的紅鼻子就愈來愈淡了，真是令她喜出望外。

郭小姐的鼻子會紅，通常是因為吃過熱的食物，尤其是在冬天，從室外突

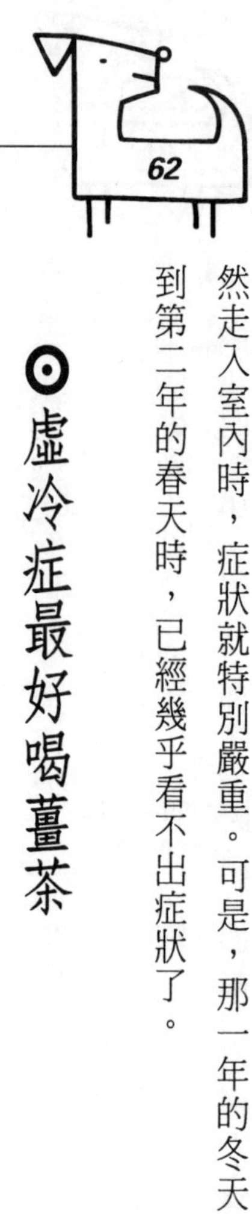

然走入室內時，症狀就特別嚴重。可是，那一年的冬天，她的症狀顯著好轉；到第二年的春天時，已經幾乎看不出症狀了。

⊙虛冷症最好喝薑茶

虛冷症和貧血均是女性較易患的疾病。有時因為疲勞過度或是睡眠不足，所以當由蹲或坐的姿勢站起來時，會突然發生貧血的現象。這時，最有效的方法是喝薑茶。

在滾熱的茶葉中放進一些薑泥，再加上一些砂糖也可以。尤其是在睡前，泡一些較清淡的茶，同樣放入薑泥，繼續不斷地喝，也可以治好虛冷症。

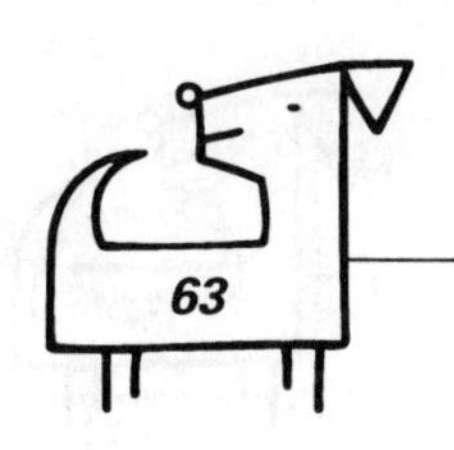

第二章

茶成分的奇妙作用

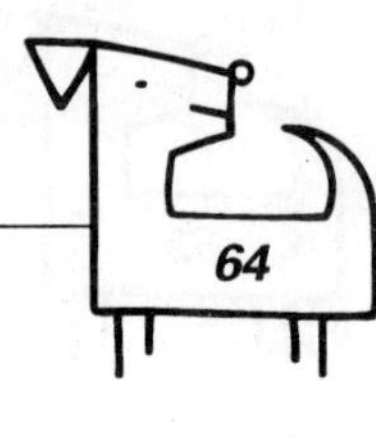

⊙茶最早是被當做藥

若說茶是養生的仙藥，延長壽命的妙丹，一點也不為過。在中國喝茶的習俗，早在漢朝就已經有了。古時候，大家都以為茶只能解毒。直到三國時代，才漸漸成為一種嗜好品；到唐代中期，喝茶的習慣已完全擴展到一般庶民階級。在繁華的大都城——長安的市街上，也有著許多的茶座和酒店，像是在互別苗頭一樣。

茶葉中含有咖啡因、單寧酸、維他命C等，這點相信各位都很了解。剛摘下來的茶葉，應是含有百分之七十五的水分、和百分之二十五的固形物。現在將固形物分析一下，就可以發現固形物中含有以下好幾種複雜的物質，例如：

①以咖啡因為中心的布丁鹽基
②單寧酸類
③蛋白質和其他的氮化合物（胺基酸等）
④碳水化合物

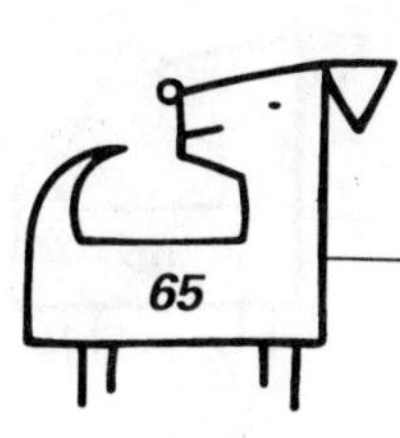

⑤各種植物性色素（葉綠素等）
⑥芳香油
⑦蠟質
⑧樹脂類
⑨酵素
⑩維他命
⑪無機質

茶葉與其他植物的葉不同的就是，含有少數植物才有的咖啡因和多量的單寧酸，並含有很多被當作礦物質的錳元素，這些都是它的特點。

現在，簡單地把每種成分的效用稍加解說。咖啡因可以驅走睡魔，提高精神的活動，也可以消除疲勞，促進心臟機能健全，並有利尿作用；單寧酸則可以保護胃腸的黏膜，促進其作用，錳也是構成身體的主要元素之一，負有物質代謝的重任；維他命C則對消除疲倦、防止壞血病或腳氣病、糖尿病，以及高血壓的患者都很有效。

茶葉雖然含有很高的成分，可是我們喝的，只不過是茶的滲出液。各種成

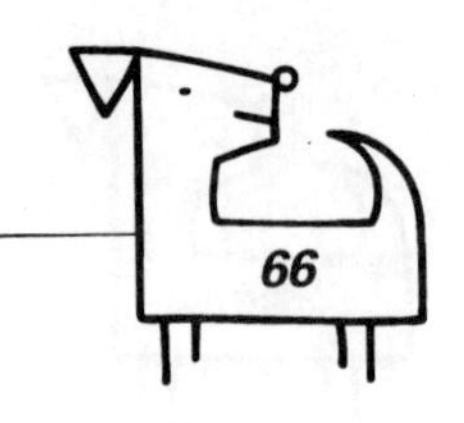

茶的主要成分一覽表

成　　分	效　　能
咖啡因（布丁鹽基類）	●溫和的興奮作用 ●可以增加耐久力 ●可以增加記憶力
單寧酸類	●形成茶的顏色和澀味 ●收斂作用
氨基酸	●造成茶葉的甘美之味
葉綠素 （葉紅素、葉黃素、黃鹼素、花色素）	●決定品種的差異 （愈高級的茶，含量愈多）
青葉酒精	●造成新茶的香味
維他命C	●壞血病預防 ●酒精、尼古丁的解毒
無機成分 （鉀、磷酸、錳等）	●保持血液呈弱鹼性
其他：包含碳水化合物、蠟質、樹脂類、酵素等。	

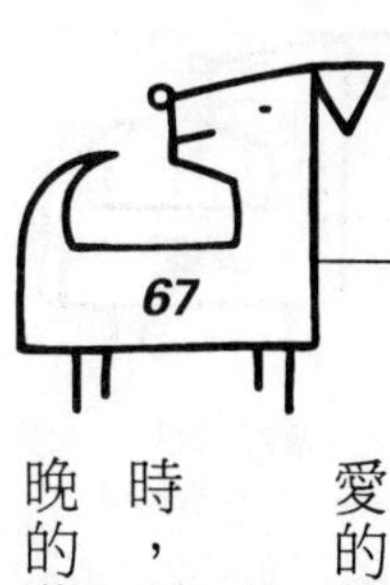

分受到熱開水的刺激後混合在一起，才會產生比各個成分更好的東西來。

「飯後一杯茶」，若能想到茶的種種益處，喝茶的興趣自然也會大大地提高。

⊙咖啡因——愈是好茶含量愈多

幾乎在茶葉中都含有咖啡因，咖啡因是在西元一八二〇年，從咖啡中發現含有咖啡因的存在；至於知道茶葉中也含有咖啡因，則是七年後（一八二七年的事。現在更證實除了咖啡、茶葉外，可可、馬黛茶葉（南美產）中也含有咖啡因。

咖啡因的發現，可以說是茶葉從被當做藥用，轉變成歷久不衰而被廣泛喜愛的飲料的主要關鍵。

茶葉幾乎是在發芽的同時，就已開始形成咖啡因，從發芽到第一次摘採時，所採下的第一片和第二片葉子中所含的咖啡因的量最高；相對地，發芽較晚的葉子，咖啡因的含量也會依序減少。

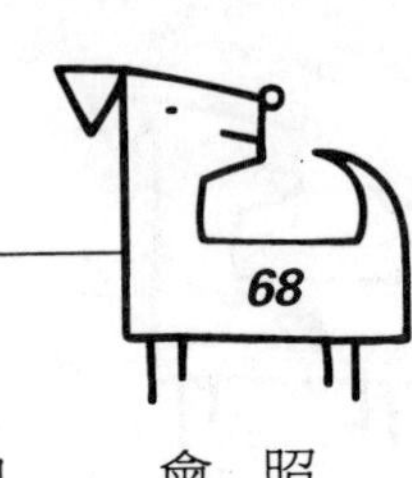

咖啡因形成時，毋需有陽光直射，反而設有遮陽棚或覆蓋物，以擋住陽光照射葉片。摘下的第一葉所做成的新茶，或是在遮陽棚下所製做出的玉露茶，會受到人們珍視的原因，也是跟咖啡因的含量多寡有關。

純淨的咖啡因好像白色的輕絹絲一般，有美麗的光澤，形狀呈六角晶形，如同針狀般。

除咖啡因之外，還有鹽基、茶鹼等成份。

咖啡因可以使大腦的興奮作用旺盛，而上述的幾種成份，也都含有強心、利尿的作用。在可可中，可可的含量很多；可是在茶葉中所含的量卻很少。它擁有在茶鹼和咖啡因間的中間性作用，有一些興奮大腦的作用，同時也有強心、利尿等功能。

此外，也含有一些鹽基類，但含量相當的少，幾乎對人體生理的作用一點用處也沒有。然而，其中的四叮尿酸是被當做尿酸的鉀基化合物，在自然界中，還是第一次被發掘出來的。

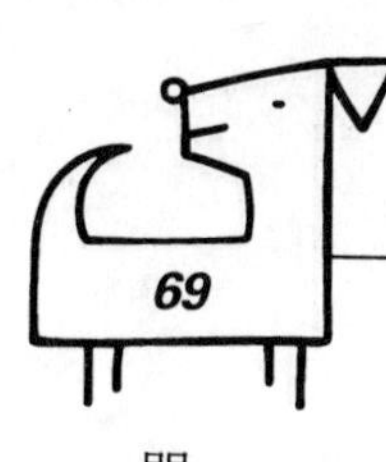

⊙單寧酸——可製造顏色和澀味

決定茶的顏色和含在口中時的澀味，都是靠單寧酸和其他誘導體的作用。

單寧酸並不是一種單一物質，而是由許多種物質混合而成的。茶葉中的單寧酸很容易被氧化，並且又擁有很強吸濕性，這些在實際沏茶時，都會受到影響。在後面的章節中，將再做詳細說明。

茶葉中到底含有多少單寧酸呢？經過調查的結果如下表（單寧酸公克／一〇〇ml）：

高級茶　〇・一五七
中級茶　〇・〇九四
下級茶　〇・〇五二

從這項調查的結果顯示，愈是高級的茶，單寧酸的含量也愈多。茶葉中的單寧酸因為易於氧化，所以愈早的茶葉，苦味愈強。

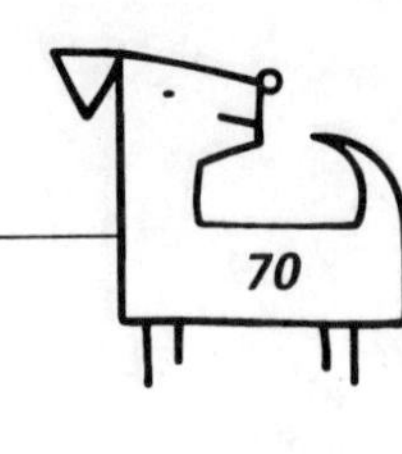

⊙氨基酸——造成茶味甘美的要素

本來在茶葉中所含的蛋白質，在製造的過程中與單寧酸化合而產生沈澱，並因加熱的關係而凝固。在喝的時候，幾乎不會再出現，與蛋白質比較起來，氨基酸是屬於水溶性的，所以，用開水沖泡成的茶汁中會含有氨基酸。

這種氨基酸，就是決定茶的美味和澀味的重要因素。氨基酸的種類很多，其中以麩氨酸、天然蛋白質酸、藻阮酸、氨基乙酸、氨基丙酸等較著名。主婦常用的化學調味料，其主要成分即是麩氨酸；所以在煎茶中加上味素，會變成像玉露一般的味道，這可能是個事實吧！

⊙葉綠素——決定品種的差異

葉子之所以成為綠色的原因是由葉綠素造成的，這點相信大家都知道。除葉綠素以外，還有葉紅素、葉黃素、花色素等。葉綠素是植物生長中不可缺少

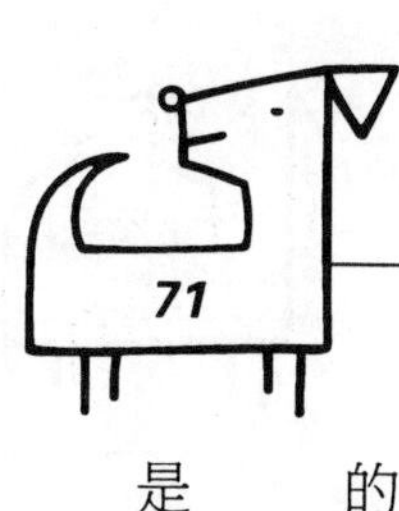

的成分，葉綠素中分成青綠色的葉綠素A和黃綠色的葉綠素B兩種。茶的品種不同，含量也會不同，而茶品種的好壞，全視含量的多寡。

高級茶的生長期間，利用遮蓋的設備，避免其接受陽光太多的照射，這種栽培法的理由並非只想增加咖啡因的含量而已，也是為了增加葉綠素，使茶葉的顏色更好看。

現在來談談除了葉綠素以外的色素。

葉紅素是一種紅色的色素，從胡蘿蔔中發現的葉紅素，可以分成α、β、γ三種型態。葉紅素因醱酵過程，而有顯著的變化，完全醱酵的紅茶，幾乎都沒有包含葉紅素，而在綠茶中，卻含有非常豐富的葉紅素存在。

葉黃素是一種黃色色素，在茶葉中含量極微，每公斤大約只含〇・四公克。黃鹼素誘導體可分為兩種，在茶葉中的是屬於黃鹼酮的一種，吸收紫外線的能力很強，而陽光中的紫外線對植物生長的影響很大。

吸收更多陽光的茶，比種植在日蔭下的茶，黃鹼素的含量更多。據說紅茶是利用黃鹼素較多的茶葉來製作的，顏色和香味均屬上乘。

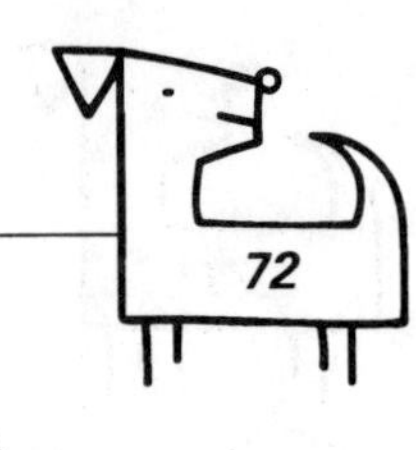

◎花色素──製造出多采多姿的顏色

花色素，也就是紅、紫、青等色的色素，主要包含在茶葉的紅葉中。花色素的含量在第一次摘取的葉片中最少，第二次摘取的茶葉中反而最多，即使是第三次含量也不少，可是到第四次及第四次以後所摘取的，含量會突然大減。

這是因為花色素的含量，和陽光的照射有很大的關係。

自從摘下第一期的茶後，到第二、三、四期摘取的時間，其中的間隔大約各需四十天左右；所以就日照的時間而言，第二次的茶是在四月下旬到五月下旬左右，也就是日照時間最長的季節所生長的茶葉；到第四期時，日照的時間就愈來愈短了。

不只和成長的時間有很重大的關連，另外有一點和咖啡因的含量相反的，山谷地生長的茶樹，反而可以獲得花色素很少的茶葉。

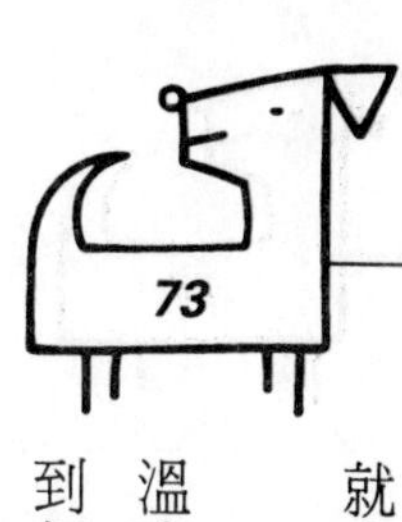

⊙青葉酒精——香味製造者

茶是最注重香氣的飲料，而新茶獨特的清香味道，是青葉酒精所製造出來的。然而在製茶時，加熱的話，大部分的青葉酒精都會散發掉。可是鮮嫩的第一期茶葉，因所含的酒精（β、γ）量較高的緣故，所以在製造過程中，雖然加熱仍或多或少地殘留一些。

主掌茶的香味，是揮發性芳香植物油，可利用乙醚加以提煉，但其含量實在很少。造成香味成分的種類很多，大約有十餘種，其中最主要的就是酒精類。用乙醚提煉出來的香素，與其他的香氣成分相比，沸點很低，且容易揮發，所以收集起來極困難。也因為這緣故，只要碰到夏季、高溫，新茶的香氣就會消失。

因此，若想長期維持新茶的香味，最好貯藏在冰箱裡，並經常保持5° c的溫度（尤其是在六月到九月時）。那麼味道、香氣、顏色等都不會有變化。而到每年的一月或二月時，香氣就會散發出來，味道也會更好。

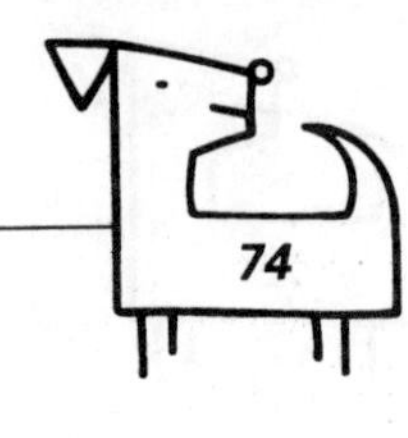

◎維他命C——愈新的茶含量愈多

維他命C是預防壞血病不可或缺的要素，茶葉中究竟有沒有維他命C？這個問題在西元一九二四年——日本三浦政太郎博士的有關抗壞血病的研究報告中，獲得解答。他又因維他命C攝取多寡的問題，而測量出一天當中所需要茶的量。這時才發現愈是新茶，維他命C含量愈多，所需要的茶水量也就相對地減少。經過一兩年保存後的茶，維他命C的含量已經減少很多。

根據這個結果顯示，茶葉所含的維他命C，是經過的時間愈久，愈容易減少，而貯存數年的茶，甚至紅茶，都幾乎不含維他命C了。

此外，三浦博士也證實一件事情。在每天的飼料中加入〇・五公克的茶，結果竟將長毛猴的壞血病完全治好。

在長期的航海中，水手們大都比較喜歡喝茶，因為可以隨時把茶當做維他命C的補給源。人體所需的維他命C量，大約是每天七十 mg。愈高級的茶，維他命C的含量愈多。

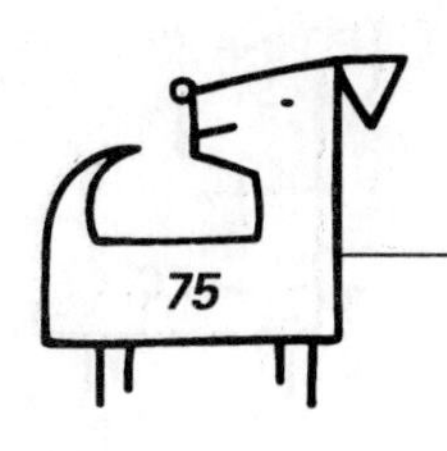

維他命C含有量

維他命C（還元型 mg／100g）	
檸檬汁	40～60
柳丁汁	50
蘋　果	1.6~8
梨　子	30
番　茄	10~30
馬鈴薯（新鮮）	20
橄欖菜（新鮮）	50
小白菜	75
蓮　藕	20~60
海　苔	174
草　莓	50
菠　菜	37
茶	110

順便把各種食物，每一百公克中所含維他命C的量，列如上表；由這張表格中，可發現海苔或茶所含的維他命C的量特別高；但這只是每一公克中的比例而已。普遍說來維他命C都不耐高溫，所以，製茶時的熱或沏茶時的高溫開水，往往很容易就會破壞維他命C。可是，在加熱的實驗中，卻發現被破壞的情形很少；這大概是在製茶時所加的熱，可以使會破壞維他命C的酵素減少的緣故吧。

最有趣的是，在第一泡的茶中，維他命C有百分之八十，可是在第二泡時，會喪失約百分之十；咖啡因情況也類似。所以要喝茶的話，最好是

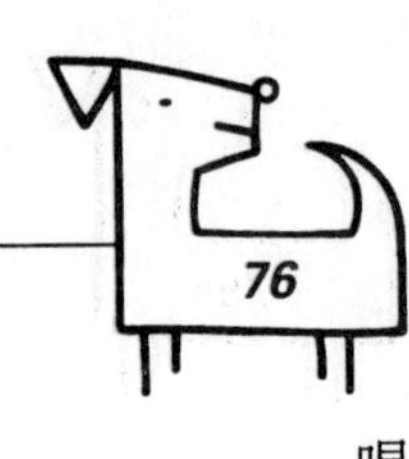

喝第一泡茶。

◎無機成分——可以保持身體的弱鹼性

若把茶葉拿來燒，在灰燼中會留下百分之五～百分之六的無機成分，其中的百分之五十就是鉀，百分之十五是磷酸，其他則是石灰、鎂、鐵、錳、蘇打、硅酸、硫磺、鈉碘等，其中錳和碘的含量較多。

我們體內的血液，在健康的狀況下是屬於弱鹼性的。飯後喝茶可以把因吃過肉類或是酒類，而使血液變成酸性的狀況恢復到弱鹼性。

基本上，茶中所含的各種物質均有相當的關連，因此，把茶的化學成分製成表，供各位參考。生的茶葉和製成茶後的茶葉，在化學上的成分自然有所不同；也因茶樹的種類、土質、肥料、摘採時期的不同而有所差異。把生的茶葉摘下後，立刻利用蒸汽乾燥，其化學成份分析屬於第一表；而製成茶後的化學成份分析則屬於第二表。

測驗時，是利用製好的茶二・六二五公克注入二〇〇ml的熱開水，經過五

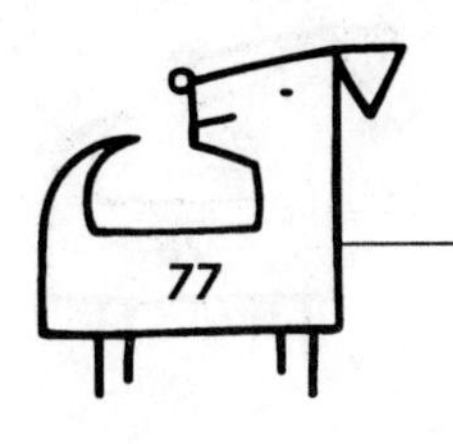
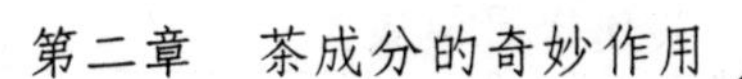

第1表

（生茶葉）乾物100分中

茶期別	單寧酸	咖啡因	全　氮	可溶分	粗蛋白	粗纖維	粗灰分	乙醚湧出物	水　分
一號茶	15.46	2.95	5.43	49.57	26.12	9.34	5.21	6.06	77.95
二號茶	18.62	2.98	3.73	49.70	17.94	9.74	5.58	5.07	76.90

（茶葉試驗場調查）

第2表

（製茶）乾物100分中

	單寧酸	咖啡因	可溶分	粗蛋白	粗纖維	粗灰分	乙醚湧出物	水　分
製　茶	4.48 ~25.40	1.09 ~4.69	24.48 ~55.73	18.19 ~38.65	8.51 ~15.50	4.10 ~8.03	3.61 ~15.15	3.93 ~11.97

第3表

（普通茶葉）乾物100分中

	單寧酸	咖啡因	可溶分	全　氮	粗蛋白	可溶灰分
一號茶	5.51	2.36	25.84	1.40	4.47	3.05
二號茶	7.09	2.20	21.69	0.95	1.95	3.38

分鐘後，將茶葉過濾，只調查其滲出液而已；濃度與我們每天所喝的茶，大致上相同。這樣測驗出來的結果即是第三表。

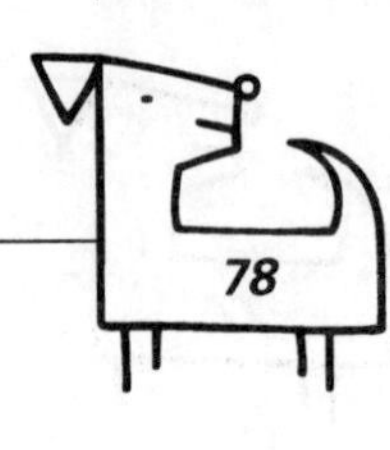

⊙茶可以當成食物

據說古時候的人，都把泡過的茶葉拿來當蔬菜吃，現在仍有這樣的吃法。住在緬甸北方的帕拉曼族人，以及在泰國北部的亞歐族人，都是種植可以吃或可以嚼的茶葉的民族。

他們在招待貴客，或是祭拜神明時，才會把這種特別的茶葉，當做高級食品般端出來。緬甸人的做法是，把茶葉蒸餾後，再像醃菜般裝入罐中，上面用很重的石頭壓住，經過一個月至半年的時間，等到醱酵後就可以食用。

另一種可以嚼的茶，他們稱為「米宴」。當地人把醱酵過的茶揉成一小團一小團地出售，買的人只要直接放入口中咀嚼，就行了。

將沏過之後的茶葉拿來吃，這已不是新鮮事。聽說也真有人把它當做油炸甜不辣的佐料。

在商店中選購茶葉時，大家都會品嚐一下，至少也要聞聞看。這樣，顧客就可以知道茶的香味和味道如何了。如果直接拿一小撮來咬咬看，就可以發

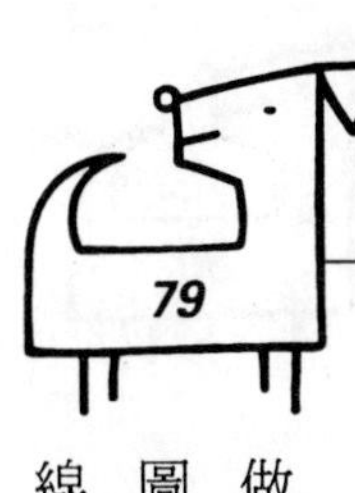

現，愈高級的茶味道愈好。

⊙揭開茶的功效之謎

烹茶品茗，一直被認為是件相當風雅的事。喝茶的時候，不但發現茶有苦味，同時也有其獨特的澀味；造成這種苦味的成分之一是咖啡因，尤其是茶葉中的咖啡因，我們稱它為茶素。

有些人喝了太多的茶，到晚上會睡不著覺，因此，咖啡因被視為一種興奮劑，有興奮的功能。

關於咖啡因的興奮作用，相信有很多人早已耳熟能詳。可是，咖啡因所引起的興奮狀態，究竟是個怎樣的情形呢?這恐怕很少人能想像得到吧!

為求證咖啡因所引起的興奮，我們將咖啡因、茶和未經過處理的茶，分別做實驗，以測驗其所引起的興奮究竟如何，並以曲線來表示。請諸位看看下頁圖中的實驗裝置，把食用過不同液體的老鼠們的興奮度，以運動量來表現在曲線上。

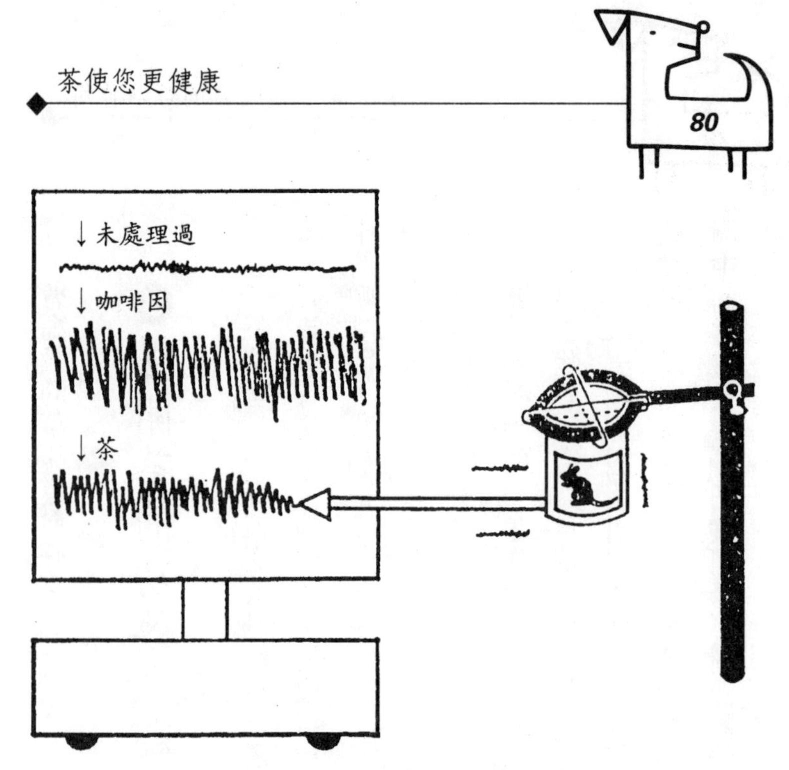

茶滲出液的比例之運動量及其影響

第一組是沒有吃過或喝過任何東西的老鼠；第二組只喝濃度〇・一％的咖啡因液體，以〇・五ml／十g的比例；第三組則是給予茶的滲出液（上級茶三公克，以兩百ml的熱開水加熱三分鐘後的液體。又，實驗中所說到的茶滲出液，都是指這種比例的液體）。以〇・五ml／十g的比例喝下二十公克的老鼠來做比較。

這種茶的滲出液所含咖啡因的量，和〇・一％咖啡因液中所含的咖啡因量，大致相同。現在實驗開始，把溶液不斷地搖動後，餵老鼠們喝下，老鼠們會持續不斷地用爪

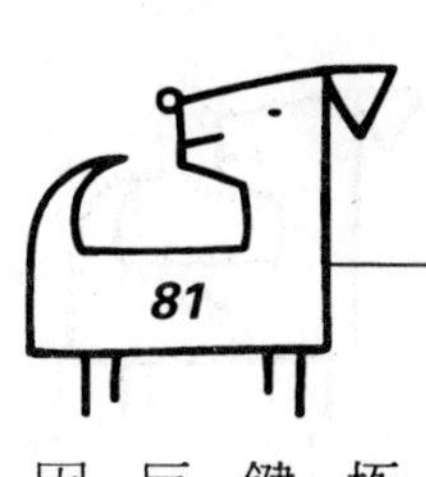

子抓或是用鼻子聞聞看，一刻也不休息，全身都在運動狀態中。

請參看圖左邊的三個曲線部分。喝過茶的老鼠，大約四十分鐘後，就會表現出興奮的狀態，這種情形可能會持續六十分鐘之久。可是，喝過咖啡因液的老鼠們，大約在二十分鐘之後，就開始表現出很激烈的興奮狀態，並且能夠持續一百八十分鐘，這是兩種液體所產生的極大差異。

比起純粹的咖啡因液，茶可說是具有「緩和的興奮作用」。亦即，喝過茶後所產生的興奮比較慢，並且持續的時間較短，興奮的狀態也很輕微。

無論是茶或咖啡因液，均含有同量的咖啡因成分，然而喝下之後，卻有極顯著的差別，到底原因在那裡呢？這很可能是茶中的其它成分之間，產生干涉作用，而使得咖啡因的興奮作用緩和下來。

咖啡因是人體肌肉的刺激劑，不但可以刺激肌肉，也有使肌肉發揮至最大極限的效果。由前面的實驗中也不難了解，咖啡因的濃度確是一個很重要關鍵。適當濃度的咖啡因的確可以使肌肉達到其最高的工作量。可是，濃度過高反而會使工作量減少。根據這一點，我們可以知道，雖然茶中含有等量的咖啡因，但只具有緩和的興奮作用，卻是增加工作量最恰當的運動能源。

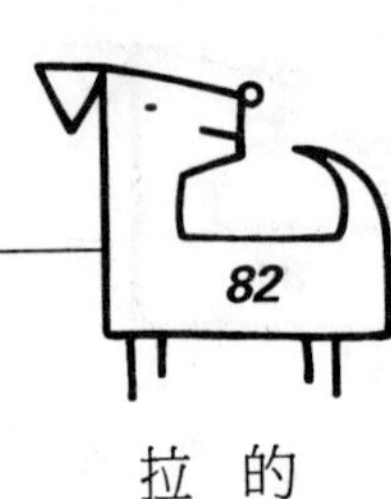

若要使骨骼肌的活動性增加，其根源應是在中樞的部位，尤其是擁有強烈的精神毅力，是不可缺乏的要素；實際證實這項精神上的要素的人，就是艾希拉。

一九三八年，在柏林舉行世運會時，在一百公尺的競賽中，喝過咖啡的選手們並未表現出比平常更好的成績。可是，在肌肉的活動與精神的精密集中度有關連的競賽中，咖啡因的效果就會顯現出來。例如：跳高這一項運動；喝過咖啡因的選手中，約有六三％的人能表現出飛躍性的成績來。

咖啡因在一百公尺的競賽中所產生的影響，反不如在跳高時所產生的結果來得有效。這種結果是與心理作用有關的一種證明，也就是說跟中樞機能有很密切的關連。可以證明出咖啡因的作用，是屬於中樞性方面的系統，而非末梢性。同時也證明：茶可以成為一種運動源。

關於茶是否能提供持續力與耐久力，仍是一個疑團。而對自己沒有信心的運動員或一般人，最近正逐步增加中。茶中的咖啡因既然可以使運動量活潑起來，應該也可以對耐久力產生影響。所以，著手做下面的實驗。

這項實驗的內容，即是讓喝過茶的老鼠和沒有喝過茶的老鼠，以游泳時間

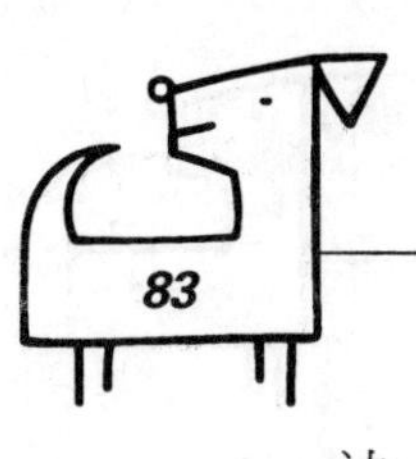

的長短，來測量其耐久力。

⊙增加耐久力

首先，讓老鼠們開始游泳前，在每隻老鼠的全身抹上一層中性洗潔劑，使其在水中活動時，身體上的毛不會產生氣泡。因為氣泡會成為一種浮力，使實驗得不到正確的結果。同時，還在每隻老鼠的尾巴上，綁一個接近其體重百分之三的小石子。

所有的老鼠分為A、B、C三群，每一群由九隻老鼠構成。A群的老鼠只給茶喝；B群的老鼠們給牠們喝〇・〇五%的咖啡因溶液；C群的老鼠，只給牠們水喝。之後，便開始讓鼠輩們「游泳」。測量這些老鼠游至筋疲力竭而無法浮出水面所需的時間，結果如下：

A群（喝過茶的）四百七十八秒

B群（喝過百分之〇・〇五咖啡因溶液的）四百四十八秒

C群（喝過水的）一百九十一秒

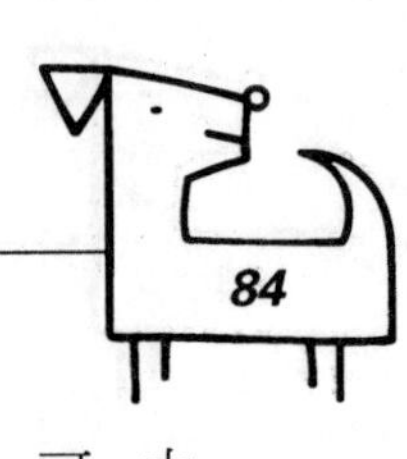

這些數字是以九隻老鼠的平均值表現。

乍看之下，這個結果雖然有點極端，可是卻也代表著很明顯的一個例子。由結果看來，喝過茶的老鼠，其耐久力幾乎是喝過水的老鼠的二倍半；並且也可以發現咖啡因本身所產生的效果，也比不上茶所產生的效果。

因此，我們更可以確定，茶有增強耐久力和持續力的效果。

那麼，這些東西是如何對人體的各部分發生作用呢？事實上，茶對於骨骼肌本身的運作能力，似乎並無直接增強的能力。因此，根據實驗的結果來推斷，應是由於茶對中樞神經所激起的興奮作用，促使末梢骨骼肌的運作能力亦受到影響，產生壓抑疲勞出現的能力。

聽說，運動選手如果在比賽中喝了水，很快就會感到疲倦。從以上實驗的結果看來，萬一口渴時，還是喝茶比較理想。

一位年輕人自稱是爬山的能手，任何艱難的山路都難不倒他。有人取笑他一副弱不禁風的樣子，怎爬得上那些崇山峻嶺呢？他就拿出相片和地圖給人看。仔細一看，原來他將爬過的山路，竟標明在比例五萬分之一的地圖上，看到這些密密麻麻的線條，不禁使人對他刮目相看。

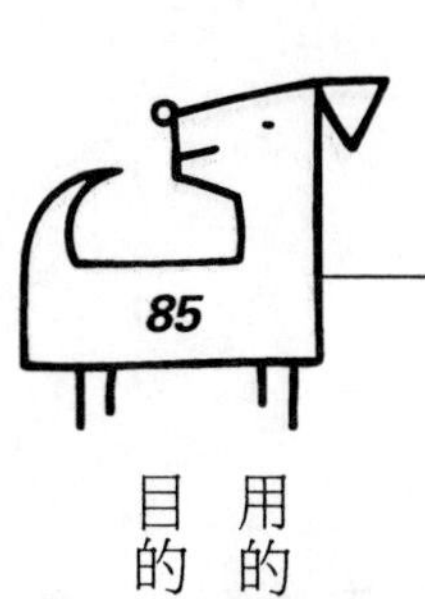

「哦，你真的走過這麼多路嗎？你的體力和耐久力可真是不錯，簡直是超人嘛！」這時，身材瘦瘦高高的他，露出得意的笑容，說道：「這沒什麼，我只是按照我聽過的老鼠實驗結果，把它應用在爬山上而已。」原來他耐久力的秘密，其實就是掛在他肩上的那一壺茶。

◎可以增強記憶力的意外效果

茶是無法以純粹的化學物質的立場，予以分析研判；但其使人體增加力量的效果，卻又真實地存在。

茶，一向被視為可以使頭腦清醒的「藥」，所以一般人也因此認為，茶可能對培養判斷力或記憶力也很有效。

這是一個調查茶在學習上的影響的實驗。方法是利用調查老鼠的智能所使用的迷陣；讓空腹狀態的老鼠，一天三次，連續七天，測驗其走完全程，到達目的地所需的時間。

隨著實驗日期的進行，老鼠們目瞪口呆的時間逐漸減少，而到達目的地的

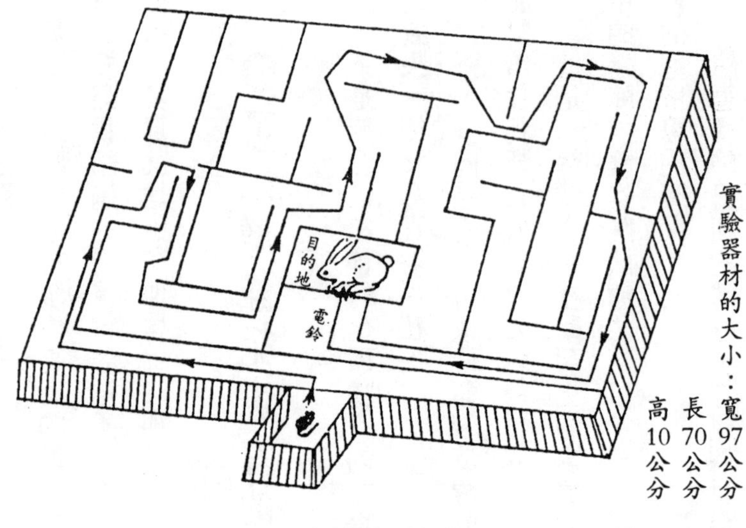

實驗用迷陣

時間也愈來愈短。在第一次實驗中，老鼠被放進迷陣後，約經過二十分鐘才到達目的地。可是，隨著學習次數的增加，到第七天時，雖然每隻老鼠的能力有所差別，然而大致上只需數分鐘的時間，就可以到達。

從第八天開始，再把這些老鼠分為A群和B群；並且讓A群的老鼠，連續好幾天，每天給予一ml的茶，B群的老鼠，則是給予同量的水。

給水喝的B群老鼠，第八天以後，最快的要三分鐘或四分鐘才能到達目的地，也未發現比這更快的成績。反之，給茶喝的A群老鼠，在第八天時，到達的時間已縮短為一分五

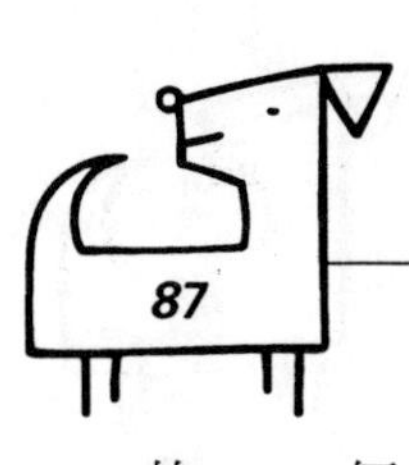

十秒。到第九天，在一分二十秒或三十秒內就能輕而易舉地到達目的地。其中有的老鼠更厲害，能夠在三十秒之內抵達目的地。

或許因為時間的長短，有如此大的差別，各位會覺得這不過是偶然事件。可是，之後又反覆做過好幾次相同的實驗，結果仍是大致相同。這時，確定讓老鼠喝下茶後，可以省下二分之一以上的時間，到達目的地的事實。

想要早一點走出迷陣，必須要有優秀的判斷力和記憶力，要向左轉或向右轉，碰到不能通過的地方必須馬上折回等，這些都是屬於判斷力的範圍。同時將已走過的路程牢牢地記住，則是屬於記憶力的範疇。

確信只要喝過茶，判斷力和記憶力就可以增強許多。當然，效果是不會馬上出現的。但是，茶可以幫助判斷力加記憶的養成，是可以確定的。

茶對人體的效果，無法像老鼠一樣可以看到其快速的結果，可是，應該如何有效地使用，使大腦的活動更加活躍，這是一個很重要的問題。

如果我們在開始用功讀書或研究工作之前，先喝一杯茶，雖然茶也能發揮其效用，但真正的效果卻需視個人的努力而決定。

中國、韓國和日本這幾個國家，所用的漢方藥劑有二千五百多個處方，其

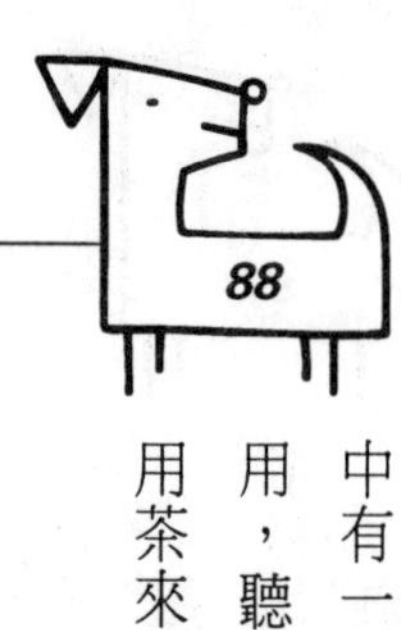

中有一種叫做「聰明湯」，這是可以治好健忘症的一種偏方。如果長期連續服用，聽說一天可以記下一千句話。這種聰明湯是利用白茯神、遠志的粉末，並用茶來服食的，目的也是想藉著茶的力量來增加記憶力。

⊙消除疲勞的喝茶時間

疲勞的定義，很難以一句話來表達清楚。

但大致上，可以分成屬於中樞神經系統的中樞疲勞，和主要原因在於肌肉疲勞這兩種狀態。而中樞疲勞，也稱做「神經性疲勞」。

神經性疲勞並非只要休息不工作，就可以恢復過來。最重要的還是在於心靈的放鬆、環境氣氛的改變。例如，喝茶、散步，利用各種方法使氣氛為之一變，疲倦也比較容易消除。

茶可以幫助消除疲勞，是因為咖啡因引起作用的緣故。一說到咖啡因，很多人就會連想到它的興奮作用，其實咖啡因除興奮作用之外，還有很多其他作用。

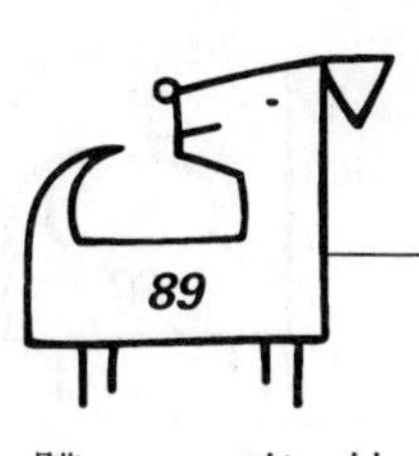

強心作用，這是提高心臟機能，擴充冠狀血管以及其他血管的作用，使血液循環系統更加通暢。

咖啡因也有利尿的功能，能使腎臟的血液循環良好，活動情形活潑，並使排尿的功能旺盛。此外，對於宿醉或酒後難過，喝茶會有效益的原因，也正如前面所說過的一樣，不只可以使大腦活動更加活潑，這種促進排尿的作用，也是一大功臣。

疲勞的發生是由於體內的疲勞素凝固所產生的現象，如何把這種麻煩的東西——疲勞素排出人體，這就是消除疲勞的重點之一。關於這一點，茶即扮演一個重要的角色。茶可以使人體內的血液循環旺盛起來，並且還有利尿的功能，因此，可以提高把疲勞素排出人體的效率。例如，當腳覺得很沈重時，身體也會有疲倦的感覺，心情也跟著焦慮不安，對工作的慾望逐漸消失，並且很快就會感到很累等等，這些現象都是屬於疲勞的自覺症狀。當我們感覺到有點疲倦時，一切工作的效率就會降低下來。

近來，各個企業在其管理企畫案中，正逐漸形成一種觀念，那就是大眾都體認到「考慮時間」的重要性，說得更具體一點，也就是大家都認為培養創造

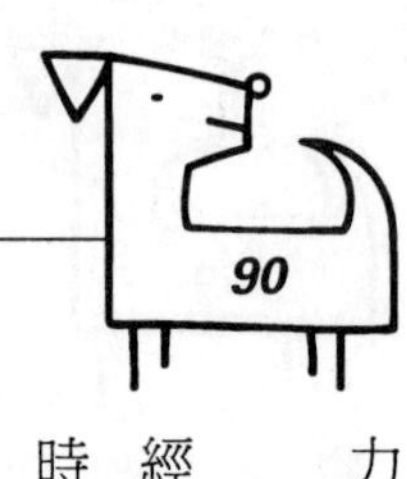

力時間的設置是必要的。

從呆滯刻板的時間中，產生出意想不到的念頭並在暗中竊竊自喜的情形，經常會在你我的身上發生；這吉光片羽般的奇妙時刻，往往也是最令人欣喜的時刻。為時常保有並培養這種情形的產生，希望大家從各方面來考慮研究任何有效的辦法。

◎喝茶有宜時宜地（TPO）的效果

每當我們喝下一杯茶時，我們的神經大約有一小時的時間，可以集中在某一件事物，這應是最大的限度。

●準備考試時

準備考試時，那些時間最適合喝茶，列舉如下：

一個正常人的身體，通常在過了午夜十二點之後，就會感到疲倦愛睏，若想在這段時間內繼續勉強用功，就需要相當的休息和充分的活力補給；並且在

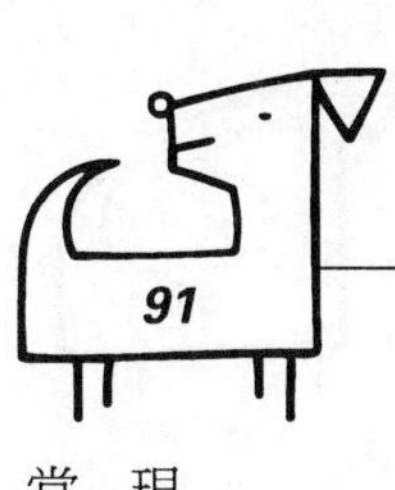

深夜十二點後，每隔一小時休息一次，喝杯茶。

休息的時間最好是五～十分鐘，所喝的茶以第一泡的上級煎茶為佳，至多也只能連續泡三次，超過三次以後的茶，對要準備考試的學生而言，幾乎達不到預期的效果。

通宵熬夜，一般在凌晨四、五點時，正是感到最疲倦的時刻，所以，在這個時候應重新泡過新茶，然後休息個三十分鐘，做些輕鬆簡易的體操也很好。

如果打算讀到凌晨五點，而在第二天的上午好好補睡一覺的人，這時就不應再喝新茶；因為喝了新茶，往往到七、八點時還不能入睡，人體的狀況也會因此而紊亂，反而將前一晚的努力付諸流水，演變成事倍功半的結局。

●性活動的前後

茶和性的關係，直到目前為止還未被證明。

現在介紹一則有關茶和性的故事。有一位二十九歲的家庭主婦，他的先生現年三十三歲，屬於薪水階級；去年才升為股長，因此，工作也比較忙碌，經常是帶著疲倦的身體回到家裡，有時也偶爾在外應酬喝了酒後才回家。原本他

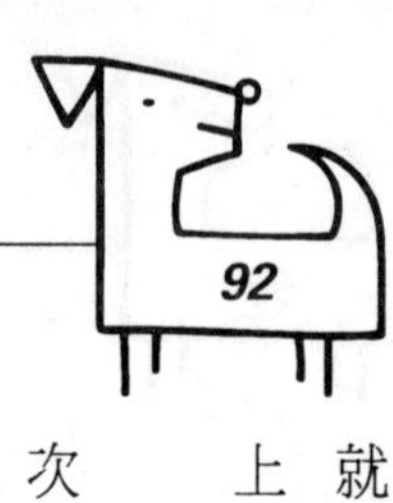

就很喜歡喝酒，所以，雖然在外面已喝了酒，回到家中，臨上床時仍不忘再喝上一點酒。

由於生活型態的轉變和喝酒的關係，這一兩年來，變得每個月只能有兩三次的性生活；而且可能是因為過度疲勞的關係，性交的時間最多也只有十五分到二十分鐘而已，並且幾乎都沒有事前的愛撫行為，性交似乎成為一項例行公事。某天這位先生決心要戒酒了。他戒酒以後，每餐飯後一定是一邊喝茶一邊看電視。在戒酒之前，買一百公克的茶葉，可以連續喝上一個禮拜；可是戒酒之後，茶葉的消耗量就一下子增加兩倍以上。

本來每天早上需要太太叫才會醒來的，自從開始喝茶以後，自己竟然能夠準時起床，準時上班了。

尤其讓太太感到最高興的是，晚上的性生活，也增加為一星期兩次，這也許是茶發揮效力所帶來的效果吧！

從這個例子，我們可以考慮或是已經證明茶的功效，有大腦的興奮作用、消除疲勞、促使肌肉活潑化、提升精神效果等功能。可是在茶的種種功能中，還未被說明、證實的某些物質，也許正在默默地發生作用也說不一定。不論如

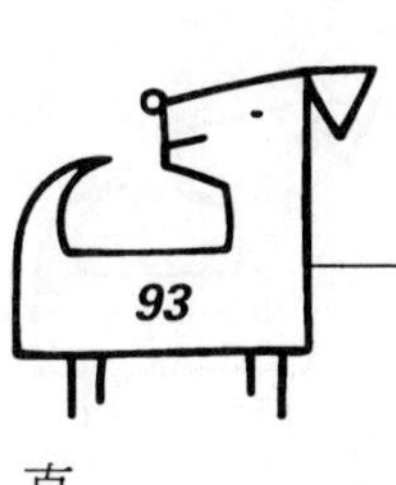

何，常喝茶可以提升性的效果，這一點是可以想像得到。

●會議中

雖然在重要場合打瞌睡，會覺得很不好意思；可是當一個人被睡神所侵襲時，不論你如何用力地捏、打，上下眼皮也會不知不覺地合攏。這時可利用喝茶的動作來掩飾睡意，甚至驅走睡意。前面已提到茶的種種功能，在開會中喝茶，往往能使我們的精神為之一振，同時也會刺激喉嚨和胃部。

所以，當你認為在今天的會議中，會打瞌睡的話，不妨在會議開始前的三十分鐘，先喝上一杯第一泡的茶，就能幫助你解除這項困難。

在開會時，水喝得過多也會感到愛睏，可是喝茶卻很有效；並且受到輕度興奮作用的影響，發言也會特別好。

●在炎熱天氣下運動時

利用運動後的冒汗來排除體內多餘的水分，的確是件很爽快的事。在陽光直接照射下進行戶外運動時，有時也會想喝大量的水；尤其是小孩子，往往不

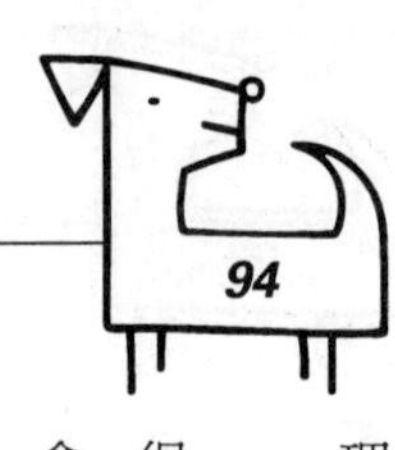

理會大人的制止，拿起茶杯，很快地就喝乾了兩三杯的水。

出汗，對人體的新陳代謝是相當有幫助的。可是，出汗後的水分補給也是很重要的。如果在出汗後，不喝水而改喝茶，對恢復體力有很大的幫助，也不會因此而沖淡胃液。

◎飲茶的妙法

茶有很多種類，茶的好壞也不在於價錢的高低。有時應該先準備好幾種的茶，然後依恰當的時機來沖泡不同品種的茶，這才是最佳的飲茶方法。

下面就來談一談，幾種可以引出茶美味的泡茶方法吧！

●水

談到如何使茶更富美味的沏茶法，就必須提到茶葉的量、水的溫度、開水的份量，以及從溫壺到放進茶葉所需的時間等。這些因素也都會因茶的種類不一而有所不同，因此，在後面的文章中，將再談談有關的事項。現在只對基本

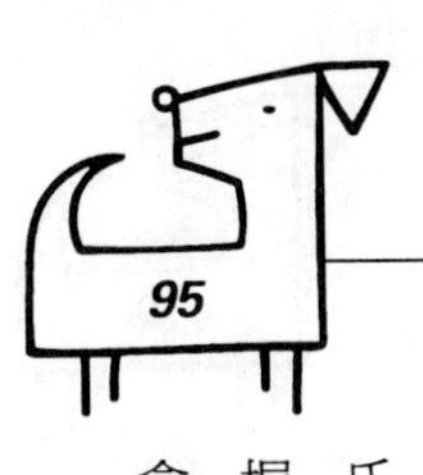

的問題——水，稍微加以說明。

水質不好的水，是指含有很多石灰、苦土和雜質等的硬水，或是指含有鹽分和鐵分的水。

由於科學文明發達，幾乎每個家庭都是使用自來水，可是自來水中含有消毒用的漂白粉，並且還有一股濃濃的怪味。用這種水來泡茶，茶的香氣都會跑掉，也缺少喝茶的那一分情趣。如果能將這些含有漂白粉怪味的水，利用過濾裝置再過濾一次，可能會比較好些。

那麼，用純淨的蒸餾水呢？也不適合。最好的水，就是可以生喝並覺得好喝的水；例如，從山中湧出的泉水。可是這種水取來不易，所以退而求其次，最好是把自來水加以過濾，或者靜放半天，待其沈澱後使用。

沏茶的水，一定要煮沸後才可以使用。如果認為不需要一百五十度（攝氏），就把剛沸騰的水拿來泡茶，便會覺得淡而無味。水的溫度實在很難掌握，如果讓它繼續沸騰太久，又會因此而破壞水中的成分，且所泡的茶色，也會變得混濁而失去新鮮的感覺。

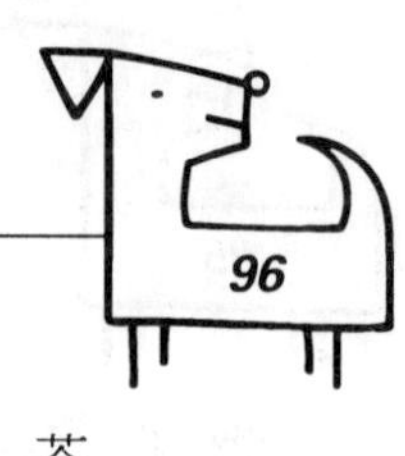

●溫度

——把茶杯輕輕托起放在手上，慢慢地送到嘴邊，使甘醇而溫度恰當的茶，就像濃露般一滴滴沿著舌頭滴下去，那種舒暢的味道，的確是賢人雅士所共賞的風雅韻事。一般人都只以為茶是用喝的，這實在是錯誤的想法。想想那種清甘芳香的液體滴在舌頭而向四方分散的感覺，是多麼美妙的一件事！這是從咽喉直流下的唾液所不會有的感覺。並且那般馥郁的香氣會從食道向胃部滲透，久久不散。——

以上就是日本作家夏目漱石在所著的『草枕』一書中——描述喝下茶時的印象。

沏茶時水的溫度是，愈高級的茶愈需要降低開水的溫度，才能泡出好品質的茶來，這一點是有科學上根據的。

因為高級茶中都含有大量的咖啡因、單寧酸、氨基酸、維他命C等，而決定茶味道好壞的則是氨基酸。氨基酸大約在攝氏六十度時，就開始溶解；有澀味的單寧酸所需要的溫度較高，大約攝氏八十度左右方會滲透出來。

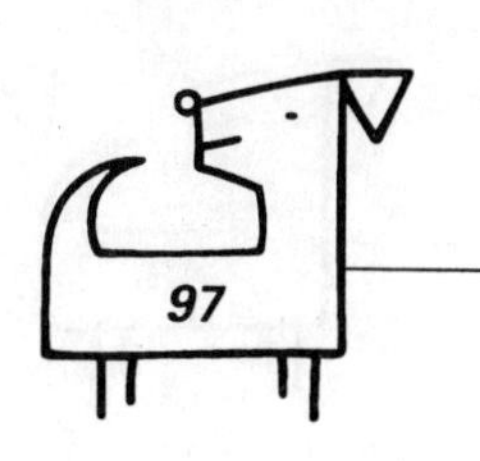

第三章 茶的料理和利用法

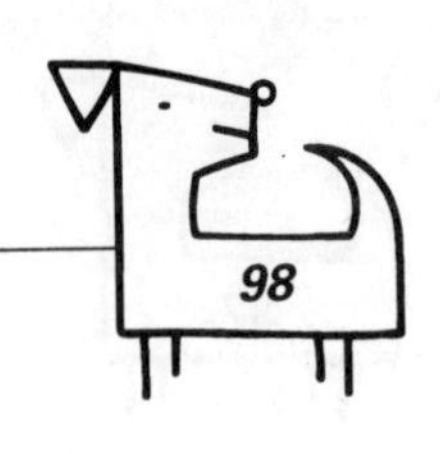

◎食慾不振時，最好吃茶飯

茶飯就是利用茶湯煮成的飯，非常鼓勵大家多吃這種特殊風味的茶飯。

茶飯可以刺激食慾，同時也能幫助消化，在體力衰弱時，尤其有效。茶飯

茶　飯(一)

鹽
(二小匙)
米（三杯）
茶汁
茶葉

茶　飯(二)

酒
(二大匙)
醬油
(二大匙)
米（三杯）
雜菜

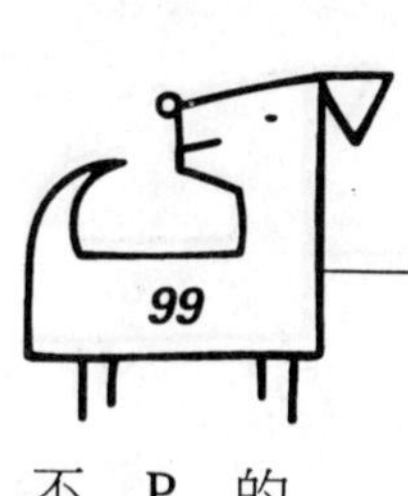

由來已久，大約在一千年以前，就有人利用茶湯來煮飯。

茶飯的做法，是利用茶水再加上一點鹽來煮成香香軟軟的飯。如果把炒過的大豆搗碎成細粒狀一起煮，味道會更好。同時，在吃的時候，再灑上一些茶葉粉，會十分好看，香味也會增加。

喝酒後食用，或是當做點心食用最適合，並且以帶點澀味的最好吃。

⊙吃肉須配茶

為維護健康，大家都變成素食主義的擁護者，而素食的風氣正逐漸地擴展到全世界各地。曾在世界奧運會游泳競賽中，大顯身手的澳洲籍選手羅斯，據說就是一個完全的素食主義者。

為什麼素食會對健康有益呢？因為人體的血液或體液並不完全是屬於中性的，而是略呈鹼性，據科學報導，PH值大約是七・四±〇・一（中性的PH值是七・〇）。因帶有些微的酸性，所以，容易形成酸中毒症，造成發育不全且異常衰弱的身體。當血液變成酸性，在毛細血管的流動也會受阻，導致

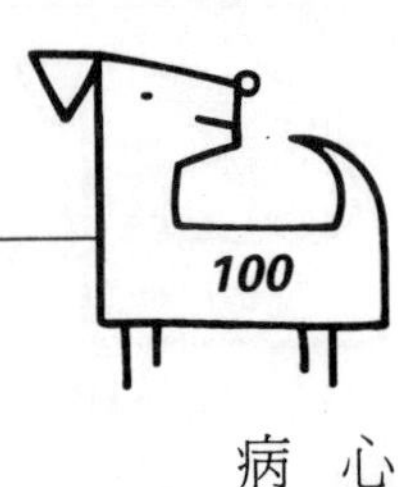

心臟的負荷增加，有時血壓會增高，或是產生肩膀僵硬、目眩、手腳冰冷等毛病。

能使血液和體液維持弱鹼性狀態的食物，絕大部分都是蔬菜和水果。食物可分為鹼性食物和酸性食物，請大家參看下頁表。若以表所列的鹼性食物做比較，以茶的鹼性度最高，因為茶中所含的無機物質，可以使茶變成鹼性食物。我們也不須擔心喝過多的茶，因為看了我們日常生活中所吃的肉類、蛋、魚類、乳酪、麵包、米飯等，都是屬於酸性的食物。所以有人主張，吃了肉就必須要吃下同量的蔬菜，這點是相當有理論根據的。

在人體新陳代謝很旺盛的時候，肉的蛋白質雖然是強力的營養來源，可是隨著年齡的增加，內臟的代謝機能衰退，肉類中的成分反而成為人體中很重的負擔，因此，倦怠的現象也會顯著地產生。

在我們常吃的食物中，一般都是由酸性和鹼性食物互相巧妙地配合。例如，宵夜中所吃的醃菜和稀飯，咖啡和麵包，或是肉和洋酒以及順便附上的小菜等，都能維持均衡狀態。為恢復夏天清瘦的身體，鼓勵各位喝茶。

如果每天繼續不斷地吃肉，你會像愛斯基摩人一般成為酸性的身體。可是

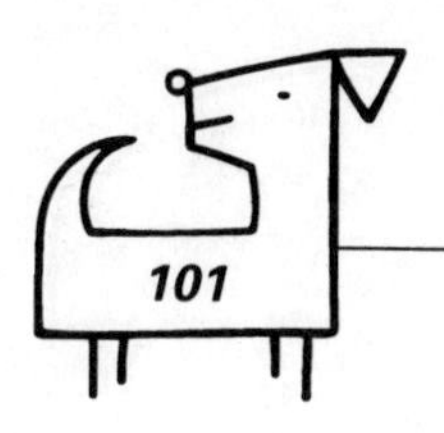

鹼性食物和酸性食物

鹼性食物		酸性食物	
茶	53.50	蛋黃	51.83
小黃瓜	31.05	蛋	24.47
番茄	13.67	雞肉（高脂肪）	24.31
蕃薯	10.31	子牛肉（中脂肪）	22.96
蕪菁（菜頭）	10.18	鱸魚	22.11
栗	9.62	羊肉（中脂肪）	20.30
柳丁	9.61	乳酪	17.49
胡蘿蔔	9.07	鹼沙丁魚	17.35
葡萄	7.15	鯉	17.26
馬鈴薯	6.71	豬肉（中脂肪）	12.47
咖啡	5.60	魚子醬	11.66
桃子	5.41	麵包	10.99
菠菜	5.12	餅乾	10.41
香蕉	4.38	鮭魚	8.33
甘藍菜	4.02	胡桃	9.22
梨	3.26	小麥粉	8.31
蘿蔔	3.06	蛋白	8.27
花菜	3.04	牛肉（中脂肪）	8.06
西瓜	1.83	米的澱粉	5.69

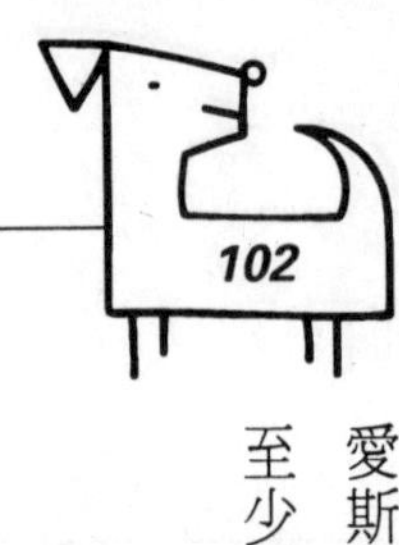

愛斯基摩人雖然常吃酸性的肉類，卻仍能保持健康，原因是他們每人每天大約至少要喝四公升的茶的緣故。

◎每四餐中，必須有一餐吃醬瓜

在日本京都各地都可以看到賣醬瓜和稀飯的店，只要你一走進去，老闆就會立刻端出米飯、蛋捲和五六種醬菜，同時也會附贈一個陶土燒成的小菜壺。你也許會奇怪自己還未點，卻端來這麼多東西。其實這沒什麼大驚小怪的，對京都的居民來說，這種附有茶和醬菜的飲食，算是一種輕便食物。

你是否有過這樣的經驗呢？因為吃得太飽而感到愛睏？尤其是在傍晚時，若吃得多，交感神經的活動就會變得遲鈍，而感到睡意朦朧。

如果打算這一晚要熬夜，最好不要吃得過量，把一餐分兩次來吃也是一個變通的辦法。熬夜時，有人會吃飯配醬瓜，再喝點茶，主要是利用茶有驅逐睡意的效用和補充晚餐的量為目的，而不使腸胃有太長的時期沒有東西。吃飯時候喝茶配醬瓜，可以避免造成胃腸的負擔過重，雖然僅吃少量的米飯，也會感

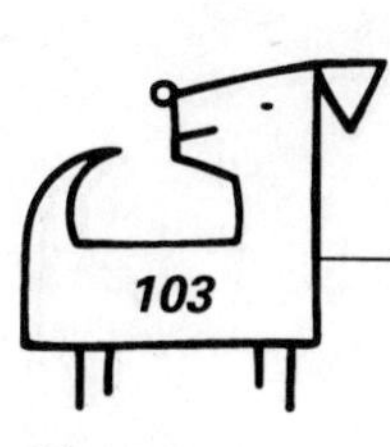

到滿足。

介紹一種即使在飯店也很少有的，茶澆在飯上配著醃菜吃的方法。

先準備一個有蓋子的大茶杯，裡面盛滿熱飯，或者加點鯛魚的生魚片，再加上磨細的芝麻和一小匙的醬油，也可以依個人的喜好，再加上一些食鹽，或是海苔細片、芥末、鴨兒芹或紫蘇等，然後再淋上熱騰騰的茶汁，這時再把鯛魚放進熱粗茶中蓋上蓋子，十五秒後再打開蓋子，這時鯛魚的肉已完全變成白色，一點也沒有腥味。

不過要注意的是，必須用滾熱的茶，鯛魚才能煮熟。雖然只是茶汁澆飯配著菜吃而已，可是營養價值卻是很高呢！

如果不用鯛魚用比目魚也可以，稍微切成薄片，比較容易煮熟。

◎野生茶

當你到野外爬山郊遊時，也許會發現前人所栽培的野生茶樹，不妨摘一些茶葉來飲用，味道必比人工的飲料好得多。

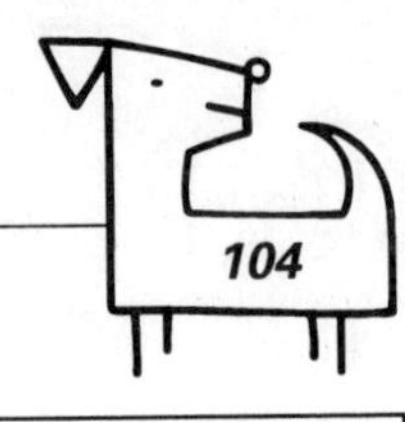

茶枝

一邊轉動一邊燻

放進茶葉和水

竹筒

加溫時，會波波的響

如果發現這種野生茶樹，可將它連株拔起，用火燻一下，千萬別燻焦了。燻的時候一邊轉動，直到乾燥為止。

茶葉燻好後，可以把竹筒當做茶碗來喝，事先留下竹子最後一個節，其餘的節均切掉，再把竹筒接觸嘴巴的地方修平，然後在竹筒中放進水，用小火溫熱，溫好時再把茶葉放進去。這樣新鮮的茶葉香味和竹子的清香混合在一起，就變成非常特殊甘美的味道。

這種喝茶法，盛行於世界最大的茶產地——印度的阿薩姆地區。

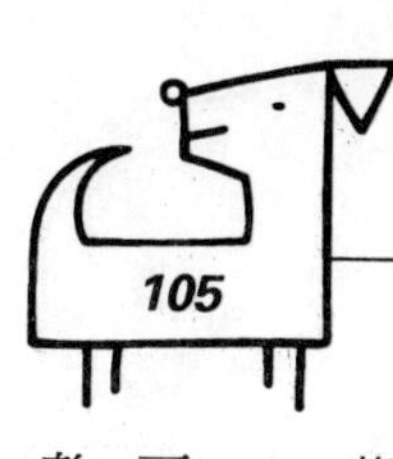

若找不到茶樹，也可以用箭竹的葉子代替。方法和燻茶樹一樣，把竹葉穿成一串一串用火來燻，或者是切成細片在鍋中炒。箭竹據說含有抗癌成分，曾經轟動過一時；此外對胃病、糖尿病、高血壓的控制也很有效。野生的植物一般說來，生命力都很強，所以，會被當做健康食品而受到大眾的矚目。野生菜，更可能含有一般茶葉所沒有的強壯身體的作用。

◎印度的喀什米爾茶可以治療感冒

印度的喀什米爾茶，是用一種具有保溫作用的俄式開水壺（沙模瓦露）煮來喝的茶。傳統的沙模瓦露是非常有藝術價值的民俗物品，可是現在因為電器製品非常普及，所以，電器製的沙模瓦露也開始流行。而有代表性的喀什米爾茶，也不一定要用沙模瓦露來烹煮了。

喀什米爾茶的製法是，先在茶壺中放茶葉，用水煮二十分鐘，然後再放入可可、葡萄乾、杏仁、肉桂各少許，來增加香味，最後再加一些鹽和糖，繼續煮三十分鐘，就會變成香味撲鼻的好茶。煮好後不要讓它冷卻，應保持溫度，

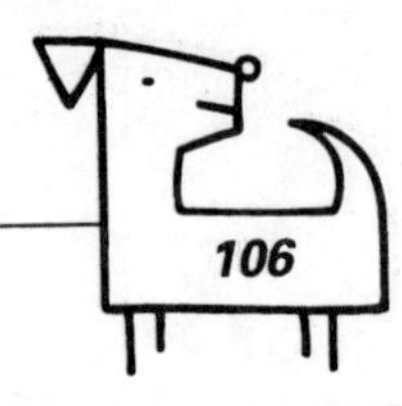

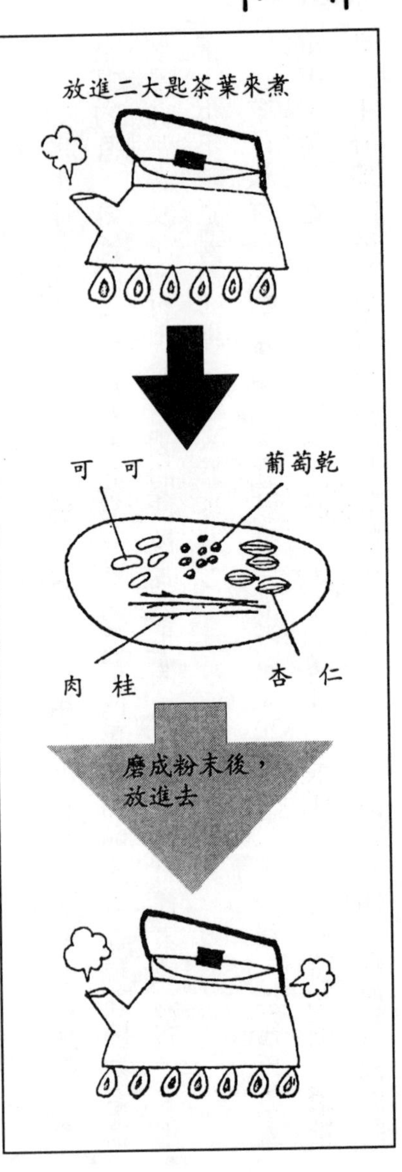

這樣隨時可以喝，喝下去身體會覺得很溫暖。秋天所患的輕度感冒，只要喝下這種茶，就會很快痊癒。

道地的沙模瓦露是在茶壺的中央，有一個煙囪似的小孔，可以在壺底直接加熱，不過現在都是用熱水瓶保溫，甚至也用電熱水瓶來加熱。

⊙花茶的做法

中國花茶中最有名的就是茉莉花茶，也叫做茉莉香片。

花茶是把花的香氣移到茶葉中。除茉莉花茶外，還有菊花茶、梅花茶、玫瑰花茶、橙花茶、金銀花茶等。

普通都是用稍微發酵過的茶葉，來製作花茶。

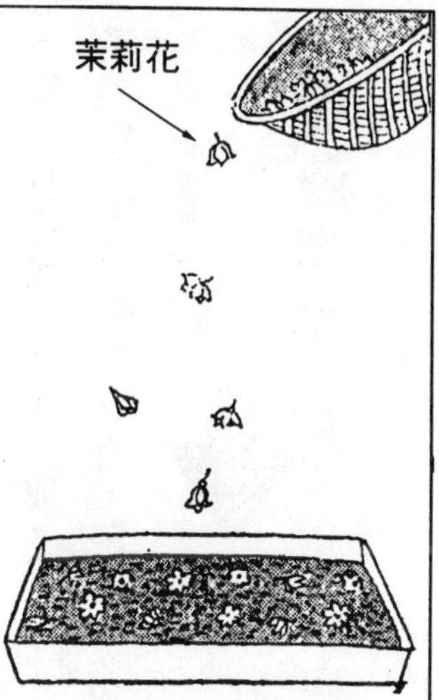

茉莉花

鋪上10公分的茶，上面再放進花，再用一層茶葉覆蓋好。

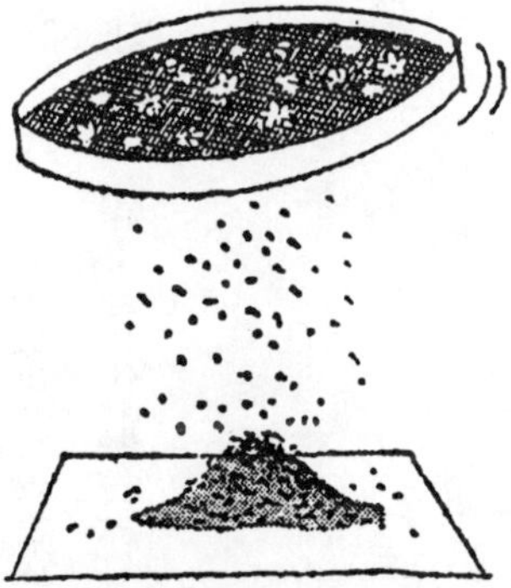

經過一個晚上，再用篩子篩過。

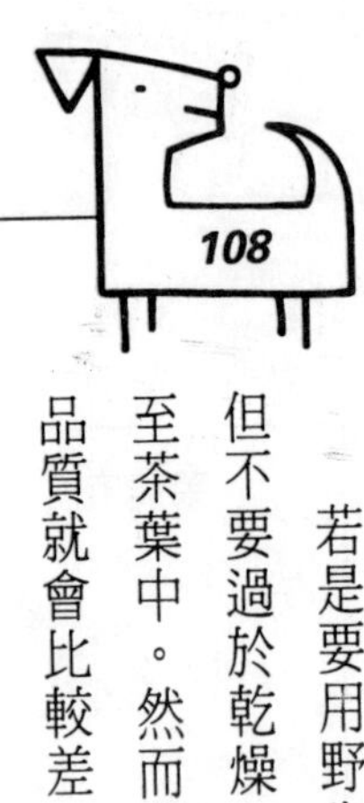

若是要用野生茶來做花茶，事先必須蒸一下，再加以揉捻、曬乾後使用；但不要過於乾燥，然後再與花混合，放在通風良好的地方，使花的香氣能夠傳至茶葉中。然而在泡茶時，所有的花就要完全去除掉，如果有花混合在其中，品質就會比較差。

◎鹼海帶茶可以降低高血壓

要維持正常的飲食生活，最重要的還是在於均衡地攝取營養。可是，我們總是很容易攝取過量的魚肉，結果因為動動性蛋白質攝取高多，而造成血管積存多餘的膽固醇，並因此引起血液酸化等各種健康上的障礙。

所以，必須大量攝取蔬菜和更多的海藻類食物，以預防這些毛病的發生。

一般可供食用的海藻類大約有二十多種，其中最普遍的就是海帶、裙帶菜、海苔等三種。海藻中含有其他食物中很難攝取到的成分，所以，每天至少吃其中的一種比較理想。以海帶中的成分為例子，就含有鈣、磷、鐵等無機質，以及灰蛋白質、碘等。

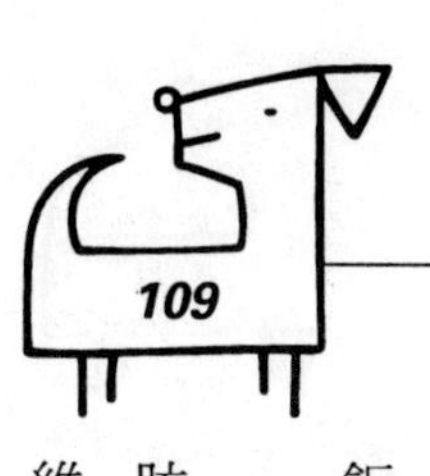

海帶中最重要的成分——碘和鈣，可以使血管變得年輕，把高血壓降為健康的血壓標準的良劑。自古以來，漁村的居民都深信「常吃海帶，不會中風」這確實是有根據的。

尤其海帶中所含的氯酸性氨基酸，有降低血壓的功效。每天飲食中，要攝取足量的海藻食品，的確有些困難。那麼，不妨準備一些品質較好的鹼海帶，每天在熱茶中放個兩三片，不但可以達到攝取均衡營養的效果，同時也是一種風味獨特的飲料。

◎茶加上糙米

由於最近健康食品和自然食品所掀起的熱潮，使得從前食用的糙米飯、麥飯、米麥混合等的價值，才被重新估量、肯定。

白米的外皮和胚芽，含有很多重要的營養成分，除眾所周知的蛋白質和脂肪以外，還有維他命B群，亦即維他命B_1、B_2、B_6等、尼古丁酸、班多生酸、維他命E，以及必須氨基酸等。其中最均衡、最珍貴的營養食品就是糙米。

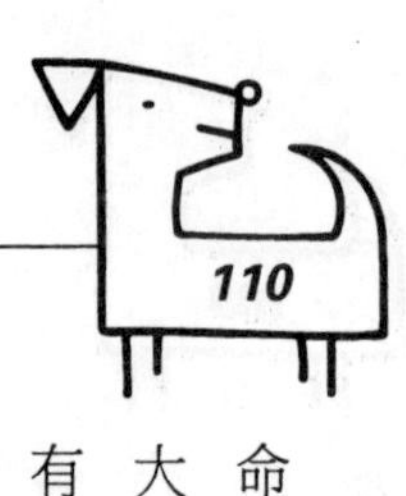

維他命B_1、B_6等混合白米出售，就是所謂的強化米。因為米中所含的維他命B群較少，所以加進這些東西，使白米更富營養價值。而糙米本身則已含有大量的維他命E，維他命E已被證實擁有抗酸化作用和酸化保有作用，其他尚有擴張血管、溶解血栓、強化肌肉、保持細胞透過性等。此外，對增強精力、消除更年期障礙，以及糖尿病，也都很有效。

照此看來，維他命E可以說是，同時擁有預防成人病和預防老化現象的功能。

雖然明知糙米有很多好處，一旦真正要吃時，很多人都會感到躊躇不前，對已經習慣吃白米飯的現代人而言，糙米是硬了一點，較難下嚥。變通的辦法是做成糙米茶，把糙米和茶混在一起，煮成糙米茶來喝。雖然糙米茶不如吃糙米那樣有營養，可是最重要的是，它仍能補充寶貴的維他命B群。

糙米茶是每個家庭都可以做的簡易吃法。用平底鍋很快地將糙米炒一下，然後與茶葉一起放進茶壺中用開水沖泡，就可以喝到又香又有營養價值的糙米茶。

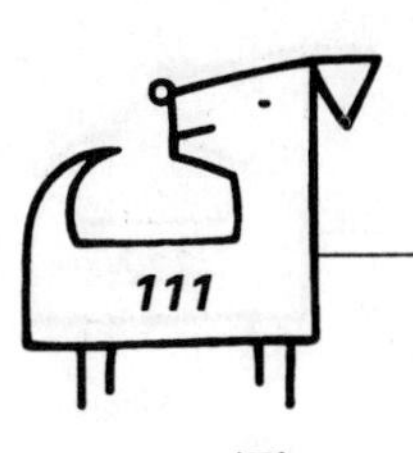

⊙茶酒可以使人返老還童

很多人會利用各種水果來釀酒，但是，相信很少人做過茶酒吧！

製造茶酒的材料是茶葉一百公克，冰糖四百公克、白酒一・八公升。把茶葉放進瓶口較寬的瓶子裡，接著放進冰糖，再注入白酒；加蓋後，放在陰暗的地方。大約經過四、五天的時間，茶葉的顏色會滲透到酒中，這時香味散出，顏色也慢慢地變得更深一些。所以，大約一個禮拜之後，就要將所有的茶葉拿掉，以免破壞茶酒特有的香味和色澤。

由於這種酒可貴之處是在它的香味，所以，在每天只能喝少量的家庭裡，最好一次不要做得太多，以免酒變質。

含有茶精髓的這種茶酒，有著很好的味道，更是提升晚間生命力的最佳資源。

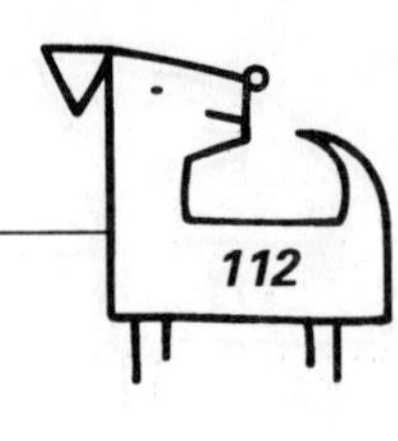

⊙有糖尿病也可以喝甘茶

對糖尿病患者來說，含糖類的東西是禁止食用的。可是如果真的完全斷絕這些食品，吃起東西來又會覺得索然無味，眼看著別人高高興興地吃著甜點，心中那股落實的感覺可真是難以形容。

現在，即使是糖尿病的患者，也可以喝些有甘味的茶，聊以填補日常飲食中甜味吸收之不足。

甘茶是虎耳草科的落葉灌木，是八仙花的變種。高度大約有一公尺左右；每年六月會開淡青色或白色的花。

甘茶是將葉取下蒸餾後，稍微揉一揉，去掉其綠枝部分，再加以曬乾。

甘茶中的甘味，是源於所含的成分中有一種甜甜的味道，糖尿病患者可以安心地服用。但如果喝得太多，會有嘔吐的副作用發生，所以，最好適量。

也有人把甘茶當做藥茶飲用。宿醉或感冒等身體情況不太好時，或是覺得疲倦、有中暑現象時服用，都很有效。

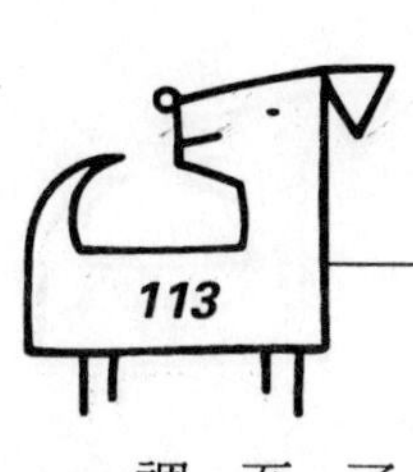

甘茶中加入薑或蔥，效果將更顯著。當然，不只是有糖尿病的人可以服用，其他人若想保持健康的身體，也可以經常喝這種茶。

◎可增加耐寒力的奶油茶

中國人的習慣裡，喝紅茶是不習慣加糖或牛奶的。認為無論是何種茶，喝時最好不要加入別的東西，這樣才比較能體會到真正的茶味。

在紅茶中放進檸檬，始於美國的加利福尼亞州。因為當地的檸檬生產過剩，為激起大家消費的慾望，因此，大力宣傳紅茶加檸檬的好處，久而久之，竟也成了人們的一種習慣喝法。

至於在紅茶中放進牛奶的喝法，在很早以前的蒙古或西藏民族就已經盛行了。對長期生活在荒涼的大地中，過著遊牧生活的他們來說，牛奶、羊奶，甚至是其他動物的奶，都是隨手可得的飲料兼營養來源。而將有腥味的乳汁加以調味後再喝，更表現出一種生活的智慧。

西藏地方的茶，就叫做茶磚，是把蒸過的茶葉，施加一些壓力，使成為固

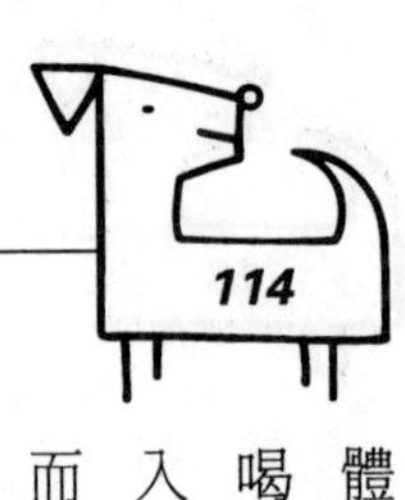

體形狀，看起來就像磚塊一般。吃的時候，只須用小刀切割成細細的粉末煮來喝。這種茶加入羊奶煮時，表面會產生一層厚厚的像皮一般的東西，這時再放入少許的鹽和糖，喝來別有一番滋味，在當地，他們稱為酥油茶（奶油茶）。而蒙古人所喝的茶就叫做奶子茶，也是先將茶葉做成茶磚，然後加入牛奶和炒過後的青稞，吃起來香味特別濃。

這原屬於西藏和蒙古的飲茶習慣，不久便傳至英國，才有現在牛奶加紅茶的獨特風味喝法。

無論西藏或蒙古，都是屬於氣候寒冷的地方，所以，需要牛奶來補充營養和溫暖身體，由於這些地方，蔬菜的產量很少，很難攝取到充分的維他命C，更需要茶磚來當做維他命C的補給源。

很多冬季會下雪的國家，在冬天裡都會吃些較油膩的食物，由這點看來，不難察覺到脂肪是可以抵擋冰冷環境的。在非常寒冷的日子裡，喝一些滴有奶油的熱茶，也是攝取營養和熱量的一種方法，若再加一些鹽，更會打從內心深處產生一股暖流，進而遍布全身。

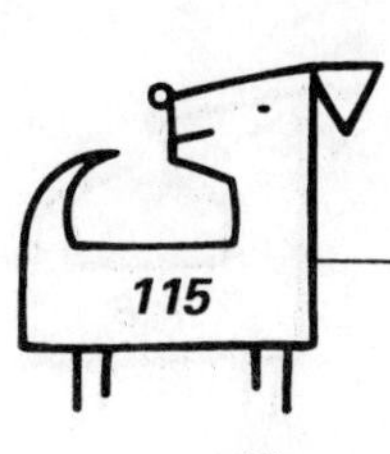

◎茶的利用法和效用

下面介紹各種茶的利用法和效用，這其中有屬於古人生活的智慧，也有最新研究出來的方法，以供各位參考。

●利用茶的澀味，可以保持物品原來的色澤

茶的澀味並不像未成熟的紅柿那麼強烈，存留在口中無法消除。利用茶的這種澀色來漂染木綿，就會產生原先的古色，不失為一種良好的染色劑。當做染劑的茶葉，以第四次摘下來的，含有很多單寧酸的茶葉比較理想。而且以只泡過一次的茶葉更好。

也有人把洗了許多次，顏色已幾乎完全褪掉的襪子，用紅茶來染一染。我們實在應多思考茶葉的種種利用價值。

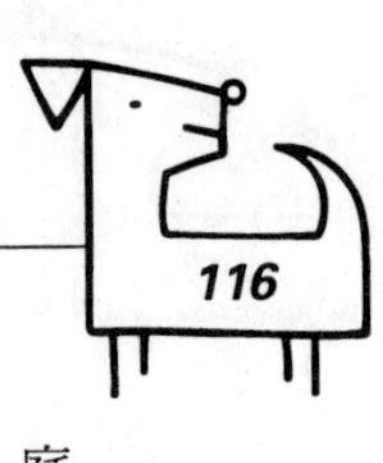

●醃漬過的茶葉也是一種相當美味的食品

「利比特茶」是緬甸的一種高級料理。如果不是碰到貴客駕臨，一般的家庭是不太容易端出這種食物來的。

這道料理，是把醃過的茶葉加上洋蔥等蔬菜，然後再加一些鹽和麻油所炒成的。我們都知道，在天氣炎熱的地方喝茶，可以使食慾旺盛。而醃過的茶葉也可以和肉或蔬菜，或花生一起炒，做成一道美味的下酒菜。

想要做醃茶時，必須在採茶的季節中就將茶葉摘下，並蒸過再放進醃菜桶中，加上鹽，再用大石頭壓。經過一個月之後即可食用，味道奇佳，是一道很香很獨特的高級菜。在青菜生產較少的季節裡，也可以當做青菜炒；並且又可以直接拿來吃，實在是一種很寶貴的東西。

●暈車時，可喝薄荷茶

屬於紫蘇科的薄荷，葉子的形狀很像紫蘇，大都生長在山地。把切細的薄荷葉蒸餾後，所得到汁液就是薄荷水，通常都被當做健胃劑使用。在做雞尾酒

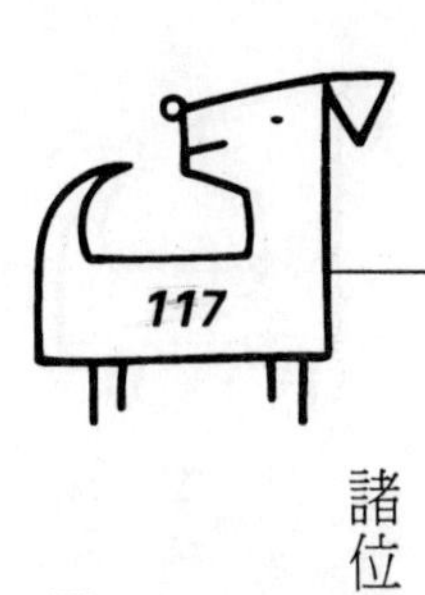

時，也可以加入一些。薄荷的味道清涼，可以讓人耳目一新。

會暈車的人，在上車前或是暈車時，若在茶中滴幾滴薄，荷頓時會覺得心口舒暢，而不再暈車。要注意的是，茶的溫度不可以太高，但也不可太冷，因為太冷會對胃產生刺激。

●茶是治療水疱疹的特效藥

將茶葉泡成濃到無法下嚥的程度，然後把紗布浸泡在其中，過一會兒再取出來貼在患有水疱疹的部位，每天重複五六次，即可以達到治療的效果。這是利用單寧酸的殺菌作用，對初期的輕症很有效。在漢藥處方中，治療腦梅毒時也是使用茶。

此外，被蚊子咬到時，如果馬上塗一些濃茶，就不會有紅腫癢痛的現象，諸位不妨試試看！

●蘆薈可以和茶混合喝

早在古埃及的文獻記載中，就已有蘆薈的記錄。蘆薈很早就被當做藥用植

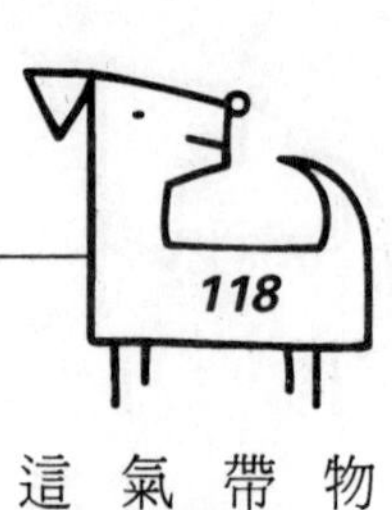

物，原產地是在南非、地中海沿海地區等，唐代時才傳入中國。蘆薈是屬於熱帶植物，葉子上有刺，並像章魚的腳一般向四方伸展。由於近來家庭園藝的風氣很盛行，而蘆薈也非常適合盆栽，所以，一般家庭的陽台上，經常可以看到這種觀賞性的植物。至於蘆薈的藥效，知道的人恐怕不多。

生吃蘆薈，或是喝生汁，有健胃整腸的功效；若當做敷抹用品使用，對凍傷、青春痘等很有效。蘆薈既可以吃又可以塗抹，實在是很重要的民間偏方。

最近某位研究專家以老鼠為對象，所進行的動物實驗結果看來，蘆薈中的某些成分，可能具有控制癌細胞活動的效果。

根據這位研究者的說法是，在老鼠的身上接種癌細胞，然後再注入蘆薈的注射液，實驗結果是六隻老鼠中，有五隻並未罹患癌症。他又重複做了好幾次細胞接種的實驗，結果仍是一樣。因此，才假定蘆薈有可能治療癌症。

蘆薈最初是被當做健胃劑，如果經常服用，不僅可以改善體質，並且對慢性胃病、胃潰瘍、食慾不振、胃飽脹等症狀有效。然而大部分人最感興趣的，還是在於蘆薈對治療癌症，是否真的有效？

就像「良藥苦口」這句成語一樣，生的蘆薈的葉子或根部，都有點苦苦的

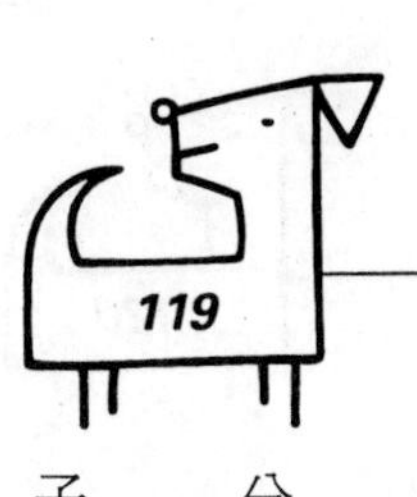

味道，並不怎麼好吃。或許愛用蘆薈的人認為，有這種苦味才是最好的，也說不定。不過對初次嚐試的人而言，還真需要一點勇氣。

不過，若把蘆薈磨成泥狀，與茶混合一起喝，就可以把原來的味道沖淡許多，也因為有了茶的香氣而變得更好喝。茶的效果和蘆薈本身的藥效將會形成一種新效果，這是可以預期的。此外，如果在蘆薈中加入一些蜂蜜，病人或小孩，也會比較愛喝，讀者不妨試試。

●考試當天早上，最好喝洋蔥茶

俗語說：「洋蔥是神經衰弱者的良藥」。所以，參加各種考試或比賽時，會感到緊張的人，在一大早喝洋蔥茶是最適當的。尤其是經常使用肌肉的運動員或勞動者，多喝一點可以減少疲倦的感覺。

洋蔥含有很多的維他命C和少量的維他命B、維他命A，具有促進消化液分泌的作用。將洋蔥磨成泥狀，放進熱茶中，再加一點鹽來喝，效果相當不錯。

洋蔥只要中等大的四分之一個即可。至於留在口中的臭味，只需吃一粒梅子，就可以消除，不必過於擔心。更何況，如果是和茶一起喝，幾乎不會感到

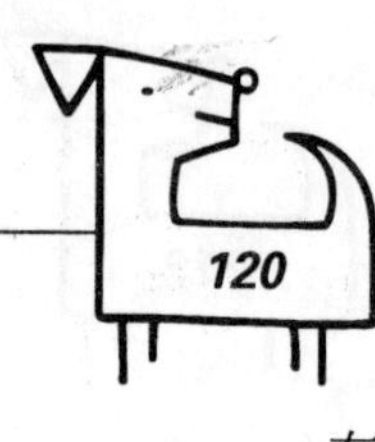

有臭味。

●油膩食品加冰綠茶

吃過油膩的肉類食物，或加很多乳酪的麵包，或義大利餡餅（披薩）後，都會想喝水或是酒，因為水或酒可以把口中的油膩感消除一些；但如果想改變舌頭的感覺，就要再吃些別的東西。

若想要幫助消化，產生新食慾，同時去除食物的異味，最好還是喝綠茶。

一般日本壽司店中會端出茶的原因，也是為了消除生魚片的腥味。邊喝酒邊慢慢地吃壽司，反不如邊喝茶邊吃壽司，或者反而可以吃得比較多。

●茶也可以當做插花用的水

鮮花能否長久保持鮮度的秘訣，就在於水。常見的花草中，比較難以維護的就是竹葉。竹葉在一年四季中，隨時可以配合著鮮花來插；可是竹葉很容易枯萎，竹節也容易變色。即使是對花道很有研究的老師們，也不太知道利用茶水的插花法。

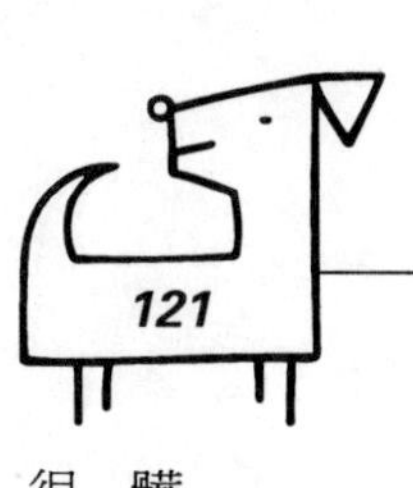

首先，把切下來的青竹，保留最下面的一個節，其它部分的節都打通，然後把剛泡好的高級茶，由上往下注滿，最上端的開口用蘿蔔塞住，這樣就可以使竹子不易枯萎。

在插花時配上紅色花朵的石榴花時，先將下端切口處三、四公分的地方用火燒一燒，這時葉子或花應先用濕報紙包好，避免碰到火而損害整枝花的美觀。之後，立刻放進茶和水各半的盆器中，就可以保持較久且不易凋謝。

菊花最好先將根部用火燒一燒，然後再放進冷水中冷卻，會比較耐久。另一個方法是在茶杯中注入熱茶，然後把菊花的根插進去，茶杯口則用厚紙蓋住，浸泡三分鐘。這時花和葉看起來像是枯萎一般，這是暫時性的，當拿出來再浸入冷水時，就會開始吸收水分，也可以保持較久。

●使盆栽的花葉更漂亮

萬年青、椿類、橡膠樹以及其他觀葉植物，放在室內太久，葉子會顯得骯髒，並失去應有的鮮豔色澤，看起來了無生氣。放在陽台上的植物，若發現有很多灰塵時，才想到要澆水，也沒有辦法使其在一時間恢復美麗的原狀。

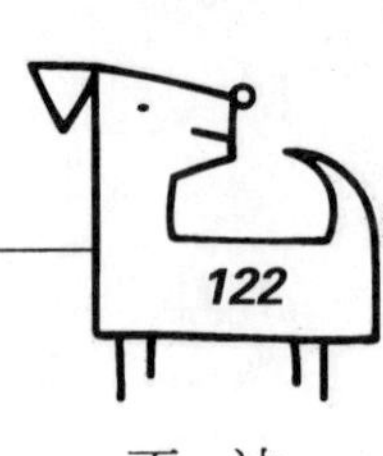

這時，如果是使用冷的茶水，就可以避免這種令人惱怒的情景發生。用布沾著茶水來清洗葉子，葉子的顏色會變得豔麗起來，顯得更有生氣。使用的茶不必太高級，普通的茶就可以了。

⊙自家製的茶

在庭院種下茶樹時，大約到第三年就要修剪成十五～二十公分的高度。之後，再隨著樹枝逐漸成長的程度而加以修剪。到了第七年時，剪成半圓形就可以了。剪成半圓形的原因，是使茶葉能夠均勻地受到陽光的照射。

一般採茶的時間是從第四年或第五年開始。第一次採茶，是在每年四月下旬到五月上旬之間。然後每經過四十五天再採一次，可連續採四次。

第一次採下的茶最好喝的原因是，因為剛從長期間擁有養分的樹上摘下來的緣故。摘的技巧是，看到所長出的新芽有五六片時，只摘最上面三片。

生的茶葉經過製作過程後，份量會減少許多，以大約四公斤半的生茶葉來說，也只能生產出一公斤半的茶。隨著工商社會的進步，在自己家中製茶的情

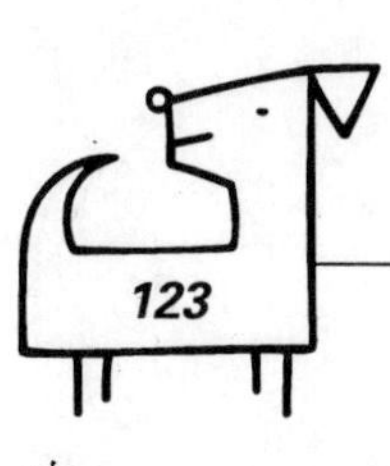

況越來越少見，不禁要令人感歎一番。

如果份量不多，而仍想自己親手製茶時，可以先把生的茶葉放在蒸籠中，用強火蒸三十分至四十分，這時葉色仍是保持新鮮的綠色。然後，取出鋪在平板上，用扇子或電風扇，使其快速地冷卻。以便進行下一步驟。

接下來，在一個叫做助炭，長約一・二公尺，寬八十公分，深十五公分的木箱底下，鋪上一層宣紙，再將茶葉放進去；下面用溫火慢慢烘焙；再移到草席上，用雙手邊搓邊揉使其乾燥。這樣，葉狀才不會變形，成分也比較容易滲出來。

自己動手製茶時，如果能由對自家製茶有豐富經驗的人在旁指導，更可以很輕易地做成。為體會一下自己動手製茶的樂趣，您不妨也親自試試看吧！

◎茶和餅乾

茶和餅乾，有著不可劃分的密切關係，在郊區或市鎮，茶風很盛行的地方，一定會有著名的茗果出現。但是，會損害到茶本身的香氣和味道的餅乾，

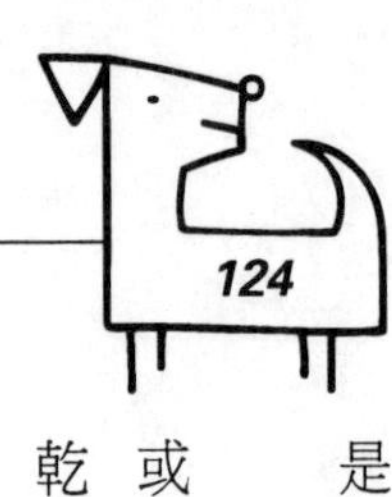

是不適合當做佐茶的食品。

喝高級茶時，為不使茶本身的自然甘味消失，最好是先喝茶，再吃餅乾；或是將第一泡的茶先喝完，第二泡的茶則先喝一口再來吃餅乾。這樣茶和餅乾，兩者都不會失去美味，甚至還更可口。

中級茶，也應該是先喝一口茶再吃餅乾。如果餅乾罐有蓋子，蓋子應該打開，放在一側。若是用大的餅乾盒所端出來的糖果或餅乾，則應該先用夾子或牙籤取放在自己的餐巾上，而後食用，這才是合乎禮節的行為。

此外，分配妥當的果食放在小器皿中，應該先拿來放在自己的面前，或者也可以端起來吃。

不論如何，雖然規矩很多，也不必太過於拘束，不妨以很自然的方式，一邊吃一邊喝，也不算是失禮。

⊙放在空罐或冰箱裡可以保存很久

在秋天或冬天時，也能領略到新茶的香味，這是任何一位喜好飲茶的人，

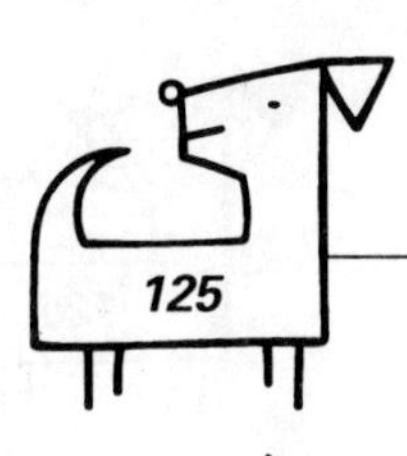

所熱切希望的。

一般市面上所出售的茶葉，它們的包裝方式或是用紙袋、塑膠袋，也有的是用鋁箔紙，更有的是用像包裝紙一般的塑膠透明紙，種類很多。

無論是用紙袋或是塑膠透明紙，都具有相當高的氣體透過性，即使是用鋁箔紙，也有許多我們肉眼無法看到的紙孔。

用這些方式來保存茶葉，香氣很容易就會散失掉，所以，必須放在罐子或容器中密封起來。放在普通茶罐中保存，夏季只能保存一兩個星期；冬季頂多以一個月為最大限度。

想要保存新茶香氣的人，應該把買回來的新茶放在鋁箔包裝袋中，再放進鐵罐中密封起來，然後放入冰箱中冷藏。這樣的話，保證可以保存很久，即使到冬天，也能在溫暖的爐火旁，全家人品味著新茶的味道。

從冰箱中拿出茶時，應注意到冰箱內、外的溫差，拿到冰箱外時，罐子的表面會有水滴出現，應先把這些水滴擦乾，然後再開封，否則就會提早變質。

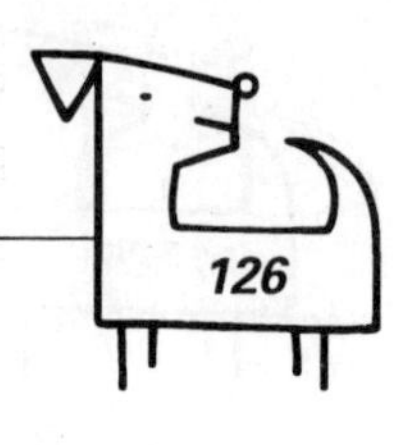

⊙隔夜茶不可以喝

提醒大家一件事，這也是古人的生活智慧，那就是「隔夜茶不可以喝」，的確，隔夜的茶是不可以喝的，因為它會使身體的情況發生變化。

因為當溫度超過攝氏二十度以上時，茶葉就會開始發白黴。新茶上市時，正是五月，白天的溫度均超過攝氏二十度，正是黴菌的最佳繁殖季節。即使茶葉是放在茶壺中，時間一久也會產生黴菌。當濃綠色的茶葉，變成白白的時候，就代表黴菌已經長成了。

白黴很喜歡在澱粉、蛋白質中繁殖。茶葉中有少量的氨基酸，可是單寧酸卻會把這種氨基酸凝固起來，並產生沈澱。倒在茶杯裡的茶，經過一段時間之後，都會變成混濁的狀態，那就是氨基酸的沈澱物。

以科學的眼光來看，隔夜的茶就會有這種現象。所以喝完後，應將茶壺中的茶葉丟棄，否則會留下一股怪味道，影響下次再泡的新茶。

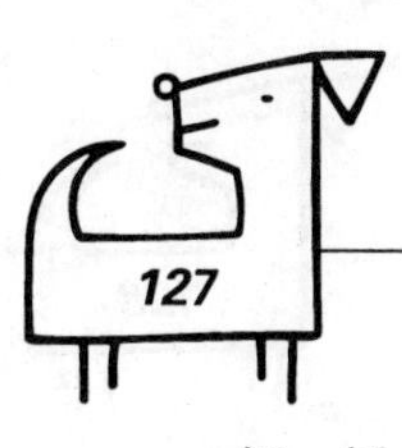

◎服用補血劑不可再喝茶

貧血的毛病和寒冷症一樣，大都是女性患者較多的疾病。而被診斷患有貧血症的人，醫師一定會特別提醒你注意：「因為這種藥含有補血劑，所以請勿喝茶。」

為什麼服用補血劑的人，最好不要喝茶？

這是因為如果喝茶，補血劑就會被排出體外，而形成一種浪費。造成這種現象的罪魁禍首就是茶葉中的單寧酸。單寧酸會與鐵質相結合，變成不溶性的物質，補血劑一碰到茶，就無法發揮其效果，很快地就會被排出體外。

也有人認為，只要經過一段時間後再喝茶，或是偶爾喝一次也沒有多大關係。如果存有這種天真的想法，貧血的毛病是永遠好不了的；即使到咖啡店喝杯紅茶，也是被列為禁止的。

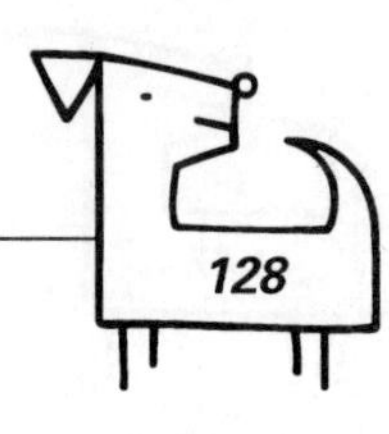

⊙茶葉渣的活用

茶喝完後，連茶渣也有用處。可將茶葉渣收集起來，好好曬乾；再把這些曬乾的茶葉渣煮一次，等到冷卻後，把茶葉渣拿來鋪在花盆中的泥土上，花兒會長得更快、更好看。

將茶葉渣鋪在庭院中的樹木根部，然後再蓋上一層土，可以成為很好的肥料。此外，在清除榻榻米時，也可以先鋪上一層茶葉渣，利用茶葉渣來吸收灰塵，再一起掃除，會比較乾淨。

有完整的廁所通道和下水道的比例，連著名的國際都市——東京也只能做到百分之七十而已。如果是遠離市區，從廁所溢出的臭味，會使人感到相當難受。如果把茶葉渣曬乾，吊在廁所裡，可以成為一種脫臭劑。

衣服類的東西，產生出的不愉快味道，也可用茶葉渣燒的燒來燻，就可以完全消除掉。

此外，還有一個鮮為人知的妙用途，那就是當人死了，屍體要放入棺木

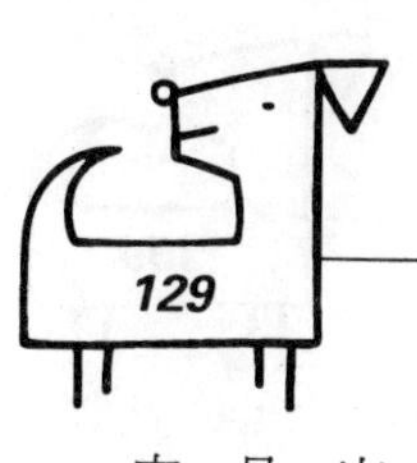

時，可以將茶葉渣填放在死屍的四周，具有吸收屍臭的效用。開棺時，就不會湧出難聞的異臭。

以上皆是茶葉渣強而有效的利用方法。

⊙由心底溫暖起的茶葉浴

聽說用藥草洗澡可以保溫。任何家庭都會有茶葉渣，我們也可以拿來洗澡。先做一個棉布袋，放進茶渣，然後連袋子一起放進浴盆中，洗澡時，會由內心感到一股暖意，洗完澡後到穿上衣服之間，也不會感到寒冷。

冬天，肘部或腳部的角質層容易硬化，那是新陳代謝作用遲鈍的原故。如果用茶葉渣來洗澡，皮膚會軟化，也比較容易出汗，讓體內的污穢從汗腺中排出來。因為茶葉渣中含有不少的維他命C，所以，手的粗糙現象也可以治好。且又含有芳香油，可用茶袋摩擦臉部，臉部的皮膚就會比較滑潤而有光澤。洗完澡後，更會覺得通體舒暢。

用過的洗澡水，若用來擦拭木板、門窗玻璃，也會顯得更亮麗。

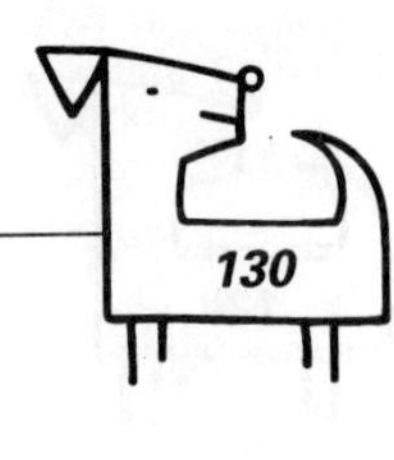

⊙使茶味道更好的茶具

茶的好壞，不只是看其茶色、香氣、味道而定，茶的容器也有很重要的關係。除了要有好的茶壺和茶杯外，其他的用具還包括燒開水的水壺，最好是用陶土燒成的，又如茶盤、茶合（量份量的器具）、茶罐等各種用具都有很大的關係。

當我們做客時，如果對方用格調高雅的茶杯端出茶來，即使裡面盛的只是中等茶，我們也會覺得像喝高級茶一般的滋味。這也就是，茶杯本身烘托了喝茶的氣氛。

茶杯是喝茶最基本的器皿，摸起來感覺要很舒服，和嘴接觸的邊緣也必須很平滑，才不會破壞茶的逸趣。喝茶的目的，主要是為享受其味道，所以，茶杯應以能和茶色分別出來的白瓷器為基本。

小茶壺也和茶杯一樣，會直接影響到茶的味道，所以，對選購的方法或處理的方式，都必須要有充分的了解。

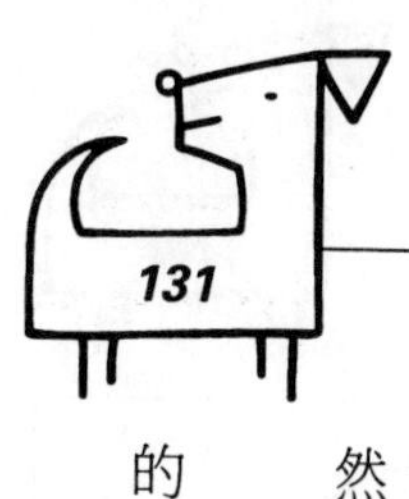

小茶壺的大小，是因茶的種類、開水的量和茶葉的量來配合使用。

小茶壺的把柄，有的做在側面，有的則是剛好在注入口的相反方向。一般最常用的是以紅泥或萬古泥燒成的小茶壺；用紅泥或萬古泥燒成的小茶壺，經過長期的使用，顏色和光澤會越來越好，是可以使茶的味道更好的茶具。

嗜愛飲茶的人，都以擁有長期使用過的茶壺引以為傲。小茶壺用久了，會積有茶垢，可是，據說這種茶垢不可以洗掉。因為像膜一樣的茶垢，可以使茶的味道更好。如果把長期附著的茶垢洗掉，泡出的茶就會淡而無味，失去了茶的原味，反而不妙。

陶土燒成的茶壺，可以一次注入很多開水，供給多數人飲用，非常方便，是聊天閒談時最佳的器皿。

選擇陶壺時，最好選表面繪有圖案的；圖的內容和色澤也應仔細觀賞。雖然僅是一只茶壺，也可以用快樂的心情去欣賞。

茶盤是端送茶和盛茶具的器皿，所以，應該選購形態良好，並且使用方便的。

茶盤有圓形、方形、橢圓形等數種，如果是放置整套的茶具，最好選擇大

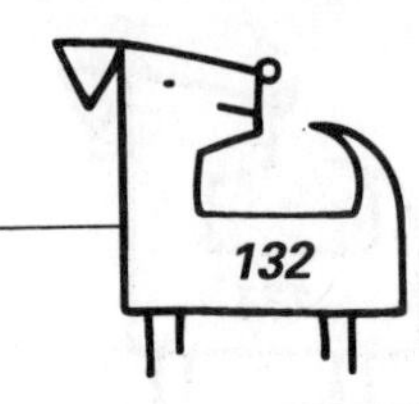

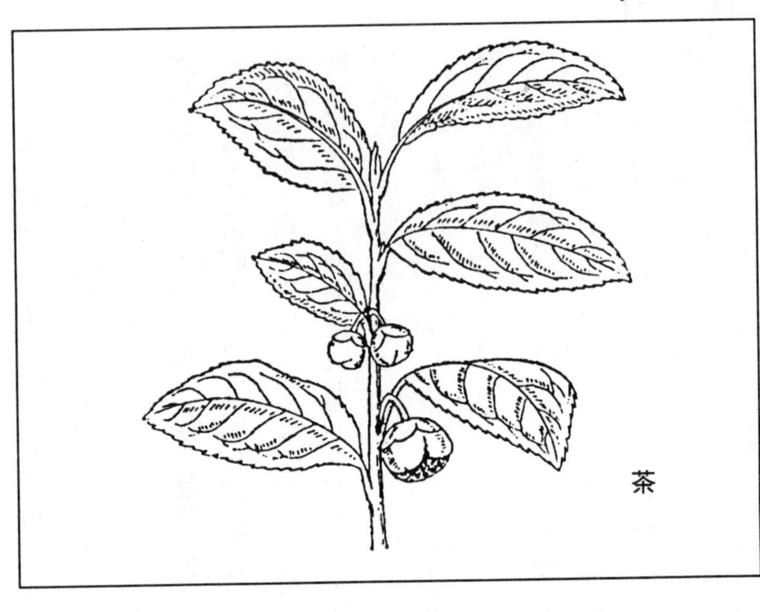

一點的橢圓形茶盤比較方便。

茶的起源是在中國。最初的喝茶法，據說是使用大的茶杯，要以雙手端起茶杯實在很困難。因此，才想到用茶托來當做墊茶杯的器具。

以前所用的茶托都是錫做成的，非常受歡迎。除錫之外，也有人使用銅或鐵製成茶托。而一般大多是使用木製品較多，可是夏天也有人愛用竹或藤做成的茶托。有圓形、橢圓形、或像梅花、蓮花、芙蓉花、菊花等形狀的茶托。

因為茶托是端茶杯的器皿，所以，要考慮到兩者之間大小的配合，及色調、花樣設計等，以能表現出均

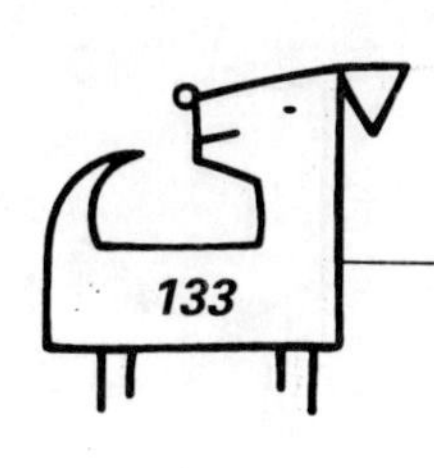

衡美感為佳。如果茶碗太大、茶托太小，會給人不勝負荷的感覺，看起來也覺得很不穩。

茶合是為了測量茶葉的份量而設計的小工具，一般家庭通常不使用茶合。

茶罐是放茶葉的器皿，主要在防止茶受潮，最好是選擇口徑不要太大的圓筒形，以口徑較小的壺形較好。

茶合以竹子或木頭做成的比較多，也有人是用銅或象牙。裝茶的罐子是為了防潮，所以以錫製的較理想，陶瓷器也可以。

但因使用銅或鐵製的裝茶器具，會使茶葉容易變質，還是少用為妙。

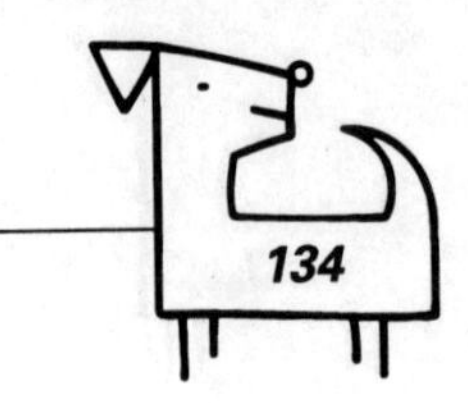
134

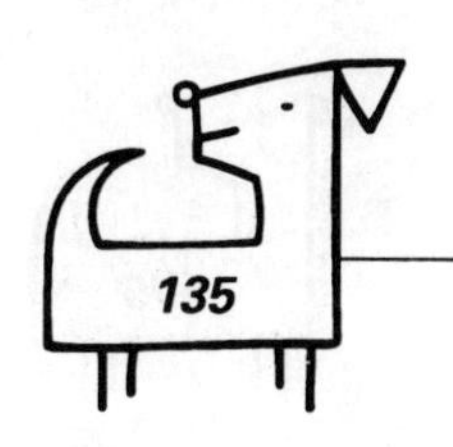

第四章　藥茶的功效

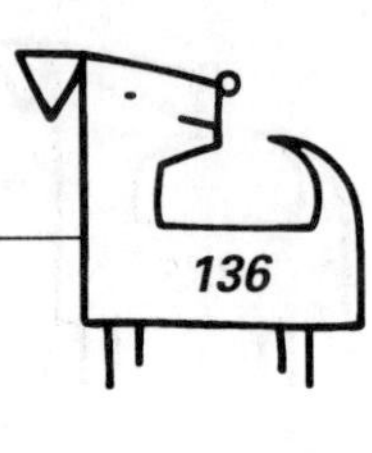

◎非茶之茶——藥茶

汪昂在『本草備要』中說：「飲茶有解毒、油膩、燒灼之毒。多飲消脂，最能去油。」費伯雄在『食鑒本草』中收錄藥茶多種。清宮檔案史料所整理的『慈禧光緒醫方選議』中，記載了西太后和光緒皇帝飲用的代茶飲方二十首。

隨著科學的發展，人們在長期的防病治病的臨床實驗與研究中，對藥茶有著更進一步的認識，發現茶葉中含有蛋白質、氨基酸、脂肪、碳水化合物、維生素和礦物質等，這些成分都是人體所必需的營養成分，均有很好的保健作用。

現在流行的健康食品、天然食品，形成了一股熱潮。例如，人參、大蒜、香菇、紅茶、木耳等等，一時成為大眾的新寵兒。這些東西中又以藥用植物特別引人注目，像是紅茶、康富利藥草、紅柿葉子、箭竹、蘆薈、枸杞、薏米、靈芝、芹菜、蕺菜、番紅花等，說也說不完。這些植物自古以來，就被活用於民間療法，以煎熬或煮成食物為主，也有人當做茶喝。下面為大家介紹。

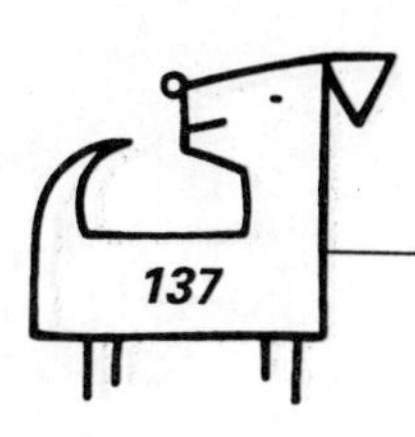

●薏米茶

薏米是禾科一年生的植物。春天播種，秋天就可以收成。薏米的高度大約一公尺至一公尺半，在夏末就會開始結成像珍珠般的果實。把果皮弄破就可以看到白色的果仁，一般都叫做薏苡仁；附有外殼的，叫做薏米。『本草綱目』中記載薏米的效用：

——可健脾，益胃；可補肺、退燒、驅風、去濕……

薏米的效用歸納如下：

①對胃飽脹或食慾不振有效

即是『本草綱目』中所說的「益胃」。薏米是所有穀類中最容易消化，但因每人的體質不同或症狀不一，是否適合吃薏米，要視實際情形而決定。另有一種說法是，對闌尾炎特別有效。

②對浮腫、脚氣、腎臟不好、也可以適用

果肉部分的薏苡仁具有利尿作用，所以對這些症狀有效。曾有膀胱結石患者，在住院期間因為喝了有利尿作用的薏仁茶，結果結石和尿一起排出體外，而不必動手術。

③可以緩和肌肉痛、神經痛、風濕病等症狀

肌肉引起的僵硬，或是經痛、也都有效。

④可改善皮膚粗糙的現象

化膿流血、皮膚乾裂等毛病，也有效。

⑤具有消除疣的作用

連續一個月熬薏米湯喝，疣將會脫落。大體而言，年輕人的疣，大都可以治癒。可是如果疣本身已長成硬塊時，有時也難以脫落；若混合著與薏米同量的木賊煎熬，效果會更快。但是，木賊一定要野生的才有效。

⑥有治癌的效果

最近才發現，薏米中含有抗腫瘍的物質，對癌症也有效。

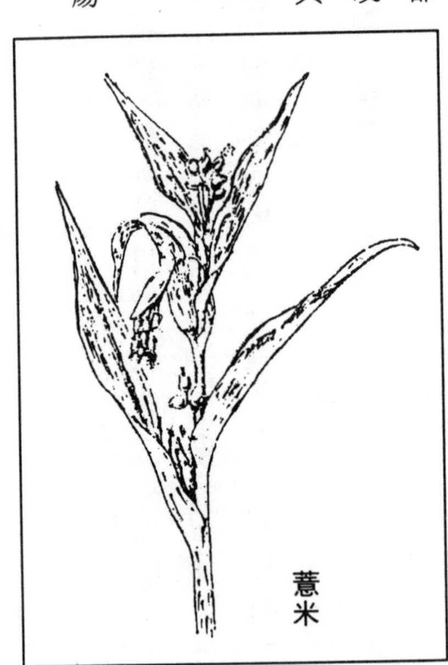
薏米

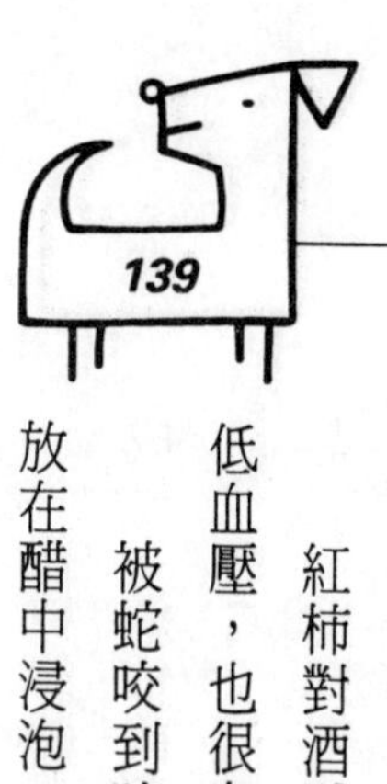

⑦止牙痛

『本草綱目』中記載，牙齒痛或牙齦痛時，將薏米的根含在口中，就可以止痛。這是因為薏米的根部，含有鎮痛作用物質的緣故。

薏米因有以上的效果，所以，不妨放在米中一起煮成飯或稀飯。若當做薏米茶喝時，就要將連殼的薏米先炒過，再來泡比較好。最有效的喝法是，殼和仁也一起煎熬。煎法是：薏米二十公克加入三杯水，用火煎熬至一半的量。止牙痛時，也可用開水沖泡薏米粉。

●紅柿葉茶

從前流行一句話：「柿子紅時，醫生的臉就要變綠了。」這是因為紅柿葉相當具有藥效的緣故。

紅柿對酒醉或宿醉有效，從紅柿中榨出來的紅柿澀味，據說對腦溢血和降低血壓，也很有效。

被蛇咬到時，用未成熟紅柿的汁塗在傷口，據說可以消毒。把柿子洗乾淨放在醋中浸泡，拿來塗在被蜜蜂、蚊子叮的地方，也有消毒去腫的功效。

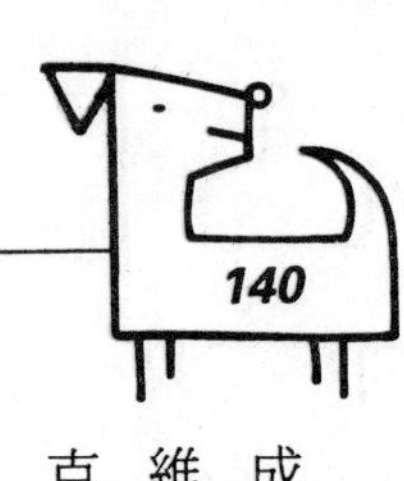

紅柿的確含有對人體有效的成分，不只是果實部分，連葉子也含有寶貴的成分。紅柿的葉子含有大量的維他命C，每一百公克中，就有五百至一千ml的維他命C；而檸檬每一百公克中，只含維他命C五十ml；青辣椒或菠菜一百公克中，也只含有一百ml。柿子葉中所含維他命C的量，幾乎是這些東西的十至二十倍。

維他命C可以預防壞血病和抑制濾過性病毒，此外對動脈硬化、高血壓、腦溢血等有關循環系統的疾病也有效，更對胃潰瘍、十二指腸潰瘍、糖尿病等有很大的功效。

維他命C攝取過量也不會產生副作用。最近且被強調攝取單位不是ml，而是以公克為單位。

可是，當維他命C被製成藥劑時，大量地攝取是會被排出體外的，同時也會因藥所包含的其他添加物，發生副作用，所以應該要謹慎些。最好還是從天然食品中攝取比較理想。

那麼，含有多量維他命C的柿葉，應以何種方式攝取比較好呢？

柿子屬落葉植物，秋天到了葉子就會變黃，晚秋時，葉子就會落下。所以

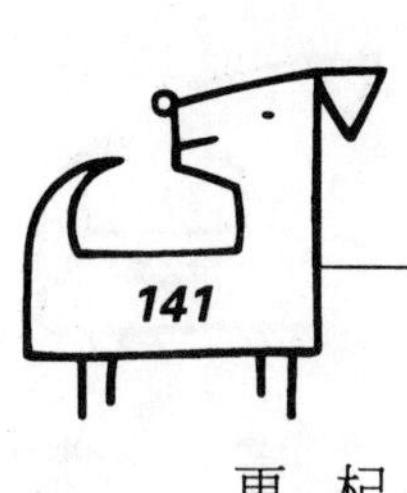

最好在每年的五、六月時，趁葉子還很嫩的時候就摘下；然後蒸一蒸，再加以乾燥，就足供一年四季飲用。

現在把柿葉茶的做法，詳細地說明：

嫩葉摘下後，把葉脈去掉，放在熱開水中浸泡大約三分鐘；而後取出切成細細的碎末，用陰乾的方式使其乾燥，然後放在罐中密封保存。

喝法則和普通茶一樣，沖泡時間大約十分鐘。柿葉茶是屬於弱酸性飲料，不傷胃，單寧酸的味道很強，略帶苦味。如果是和綠茶、咖啡等鹼性飲料同時飲用，效果將會降低。

●枸杞茶

枸杞茶和枸杞酒，大家都很熟悉。事實上，枸杞也可以用來煮枸杞飯、枸杞味噌湯、炒枸杞、枸杞湯、枸杞天婦羅等，也可以磨成枸杞粉灑在飯菜上；更可以做成枸杞醬等等。『本草綱目』中亦寫著：

「經常用枸杞葉燒的熱水洗澡，能使人的皮膚產生光澤，預防百病。」

枸杞屬茄科落葉灌木，有刺、葉子很軟；每年的夏末初秋時節，會開出淡

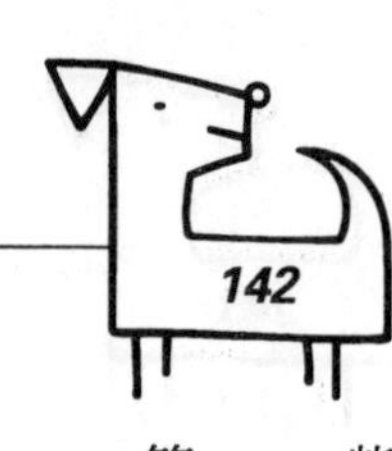

紫色吊鐘狀的小花；到晚秋至冬季時，就會結成紅紅的果。

自古以來即被當做滋陽強化的妙藥，並對呼吸系統、循環系統、消化系統等，均能廣泛地發揮效果。尤其是經常使用，可以增強眼睛的視力。

枸杞茶是要先把莖、葉炒一炒保存起來，像泡茶一樣，注入熱開水來喝。

市面上也有出售枸杞粉，可消除疲勞。也有賣枸杞酒，這種酒可以自己做：枸杞子（乾燥的枸杞果實）一百五十公克，浸在一．八公升白酒中，再加上冰糖，密封二個月後，就可以飲用。

枸杞飯是利用軟軟的葉子洗淨後，先用熱開水燙過，再混入剛煮好的飯裡來吃，味道很好，顏色也很好看，再加一點鹽或是醬油，就更好吃。

枸杞的好處，不只是葉的部分，就連果實、莖、根等都可以拿來利用。

●決明子茶

決明子也是一種藥效很高的植物，廣泛地被當做民間藥使用。決明子茶有些人誤以為是決明子的草做成的，實際上是用很像決明草的惠比壽草做成的。

惠比壽草是豆科一年生草木植物。莖長得很直，高約八十至一百五十公

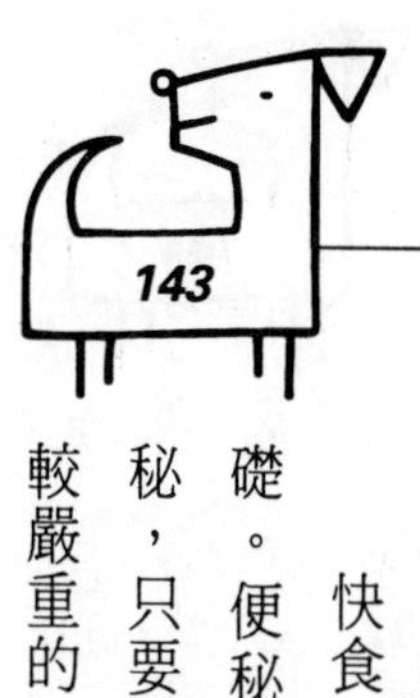

分，葉呈卵形。每年初夏會開出五瓣黃色的花，然後結成弓型約十五公分長的豆果。這種豆果中有著像麥形的濃褐色種子，約有三十至五十顆，排成一排。這些種子，就可以泡成決明子茶。

惠比壽草因有蒽醌誘導體這類的東西存在，對便秘、強身、利尿、胃弱、高血壓很有效。在經由化學和藥理上的解說證明，其效果更加地顯著。現在就把決明子的功能，列舉如下：

①對便秘有效

快食、快眠、快便，這是健康的基礎。便秘患者以女性較多；輕度的便秘，只要每天喝決明子茶就會好。情況較嚴重的，就煎熬決明子，一天喝兩三

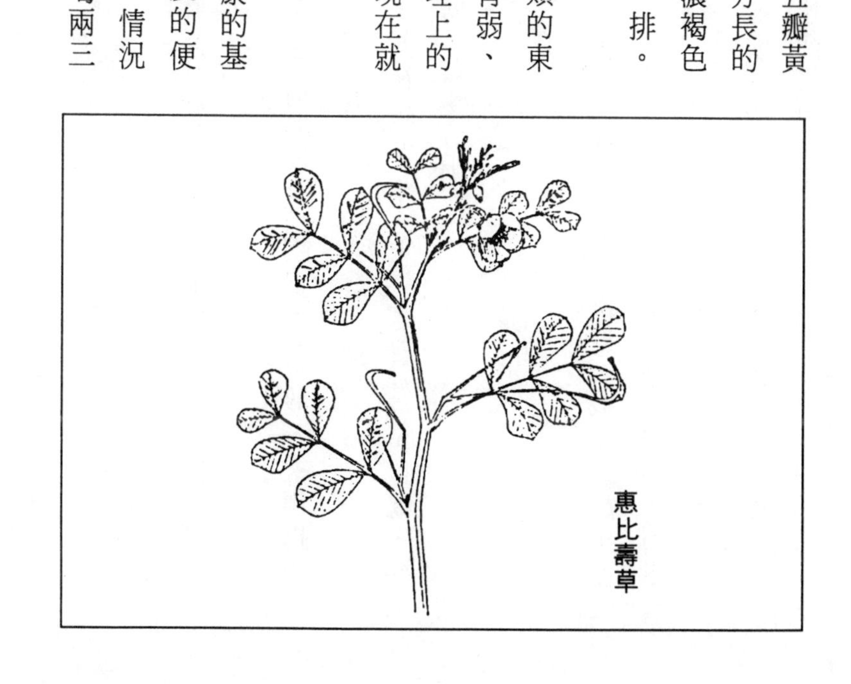
惠比壽草

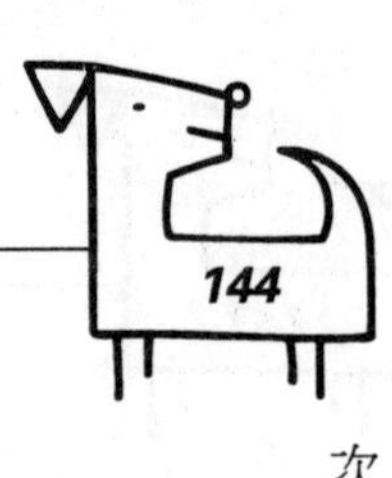

次，若加上蜂蜜或大黃，就更有效。

②可治胃弱症

夏天的胃很容易衰弱，決明子茶不但可促進胃部健康，對胃潰瘍也有效。

③對眼睛疲勞或充血有效

此外對腎臟病、口腔炎、肝臟病、宿醉等之預防也很有效。被毒蟲咬到時，將葉子絞成汁塗在患部，可以消除腫痛。

決明子茶是先將決明子炒一炒，然後再煮二十～三十分鐘就可以喝。要治療疾病，就煮濃一點，炒到有香味時，就更好喝了。

●蕺菜茶

蕺菜是生長在陰濕地方的多年生雜草。葉子是暗綠色呈心形，看起來像四片白色的花一般。蕺菜有消毒作用，所以，自古以來即被當做消毒用。對淋病或梅毒等性病尤其有效。

蕺菜茶是把葉子和莖乾燥後，煎成茶喝，有利尿和緩和作用，可以防止毛細血管老化，所以，對動脈硬化的預防也有效。

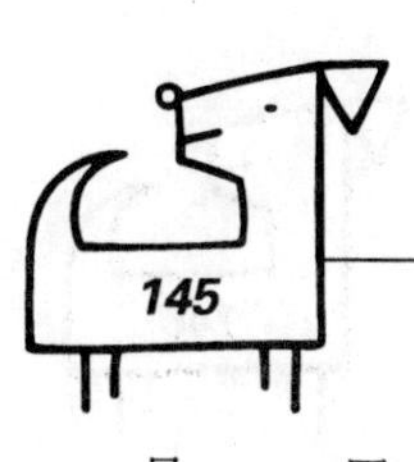

蕺菜茶對腳氣、懷孕浮腫、膀胱炎、便秘、月經痛、蕁麻疹、胎毒等也有效。

生葉絞汁來塗抹患部，對蓄膿症、外耳炎等有效。皮膚病——如刮鬍子被刮傷的部分、青春痘、潰爛、斑疹、兩腿摩擦或新鞋磨破的傷口，腹股溝癬、頑癬等均有效。

●紫蘇茶

紫蘇可以做各種食品或料理，紫蘇的葉子油炸，味道很香。有些人吃生魚片時也會夾著吃。醃梅子時，也可以加入紫蘇葉。生魚片或醃梅子所以用紫蘇葉，是利用紫蘇含有的殺菌和解毒作用。

紫蘇葉有呈綠色的綠紫蘇，也有葉子兩面呈紫紅色、暗紅色的紫蘇，還有只有單面是紫紅色的單面紅紫蘇。

紫蘇極富營養價值，維他命C的含量也很高，據說比紅蘿蔔、菠菜更高；且含有鈣磷等無機質。

紫蘇也被應用在漢方中，對神經衰弱或壓力太重時很有效。因心情不好引

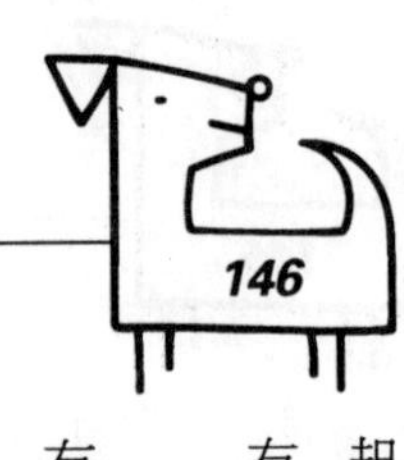

起的食慾不振、胃痛、肩膀僵硬、目眩，及從精神方面所引發的各種症狀都很有效。發生歇斯底里時，最好是喝一杯紫蘇茶。

紫蘇又被當做民間療法使用，用白酒浸泡成的紫蘇酒，對腦貧血和咳嗽很有效。紫蘇茶是把葉子摘下陰乾後，煎熬而成，對食慾不振、整腸健胃有幫助。據說感冒時，利用紫蘇和薑以及橘子皮，煎熬成茶來喝，就可以治癒。

●石斛茶

這是強精的秘藥。石斛的原產地是在喜馬拉雅山以及中國雲南地區。

石斛是蘭科植物，生長在斷崖或長在老木的高處。莖從根部同時長出，一簇簇的有很多節，樣子有點像木賊。葉子是革質，呈暗綠色，每年初夏會開著白色或淡紅色的小花。

這種藥很難買到，大概是因它生長的地方（斷崖、高處），很少人能夠摘到的緣故吧！

除可當強精用外，聽說喝下這種茶，聲音會很好聽，並對消化不良也有效。

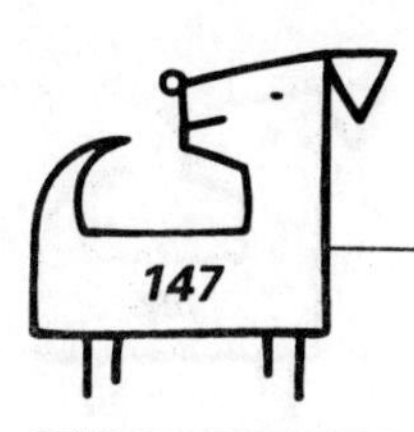

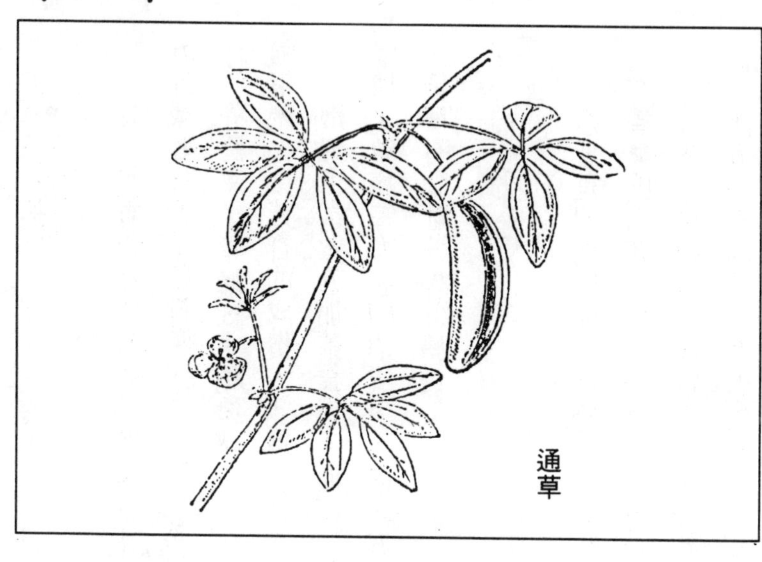
通草

●通草茶

通草是山野間經常可看到的一種植物。枝很細長，呈褐色，葉子是由五片小葉構成的複葉，有短短的柄。

春天時，就會從短枝的葉間垂下總狀花序，開出淡紫色的花，果實吃起來有點甜味。

通草茶是把嫩葉乾燥後，所熬成的茶。具有強心和利尿作用；對腎臟病患者，也有促進健康的功效。

漢方中，常把通草粗藤的部分切成輪狀，就叫做木通，可用以消毒、利尿，也可加入治療鎮痛、排膿、通經等藥劑中使用。

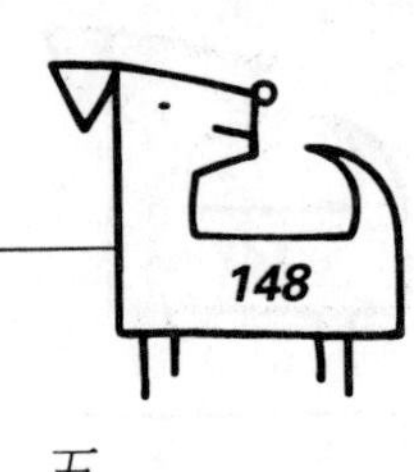

●五加茶

五加是野生在山野中的落葉灌木，高約二公尺，樹幹有尖銳的刺，葉子是五片或七片的掌狀複葉。夏季開出黃綠色的小花，花謝後，結成黑色的果實。

先將葉子乾燥後，稍微烤一下，再製成茶。這種藥草在中國古代就被視為強精劑，具芳香的成份，味道很好。

嫩葉可當做五加茶食用。而樹根的皮，曬乾後叫做五加皮，漢方也使用在強精、鎮痛等方面的治療上。摻入五加皮釀成的酒，即是著名的五加皮酒，是一種很有強壯效果的藥酒。

●忍冬茶

忍冬是因其即使在寒冷的冬天，葉子也不會枯萎，而得名。每年初夏會開出有香氣的白花，但很快就會變為黃色，因此，也稱為金銀花。

忍冬茶有利尿、健胃、解毒等多項功能。

漢方中也利用忍冬做為利尿、解毒、殺菌的藥。對化膿症也頗具功效，尤

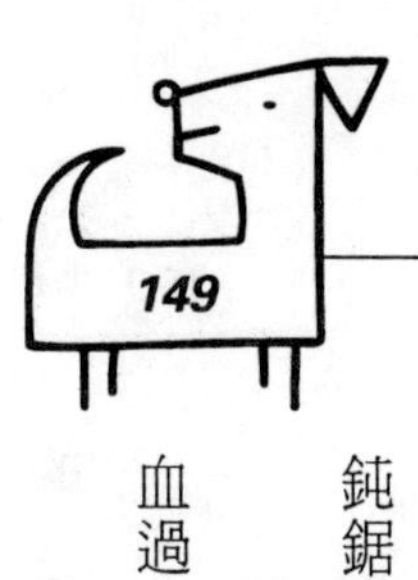

其是對腸炎、梅毒、淋病等化膿性疾病。

●鹿兒茶

野生在山地或潮濕的草原上，是多年生草本植物。初夏時會開著淡紅色可愛的小花，當做藥用的部分是莖和根。把根部放在茶杯中，注入熱開水來喝。具有獨特的香氣，對歇斯底里、精神不安、神經過敏、心悸亢進等都很有效。在歐洲，也當做催眠劑來使用。

鹿兒草又可做鎮痙劑和鎮靜劑。

●柏　茶

柏是山毛櫸科，落葉喬木。樹皮有深深的裂痕，葉子很大，周圍有波狀的鈍鋸齒狀。枝幹很多，並有很多細毛，每年四、五月會開出黃褐色的小花。

柏茶是把柏的葉曬乾，當做茶的代用品。還有一種叫柏湯和側柏湯，對失血過多的人有效。

此外，對吐血、血崩、血痢等症有效，可當做女性保健的藥品，有點澀澀

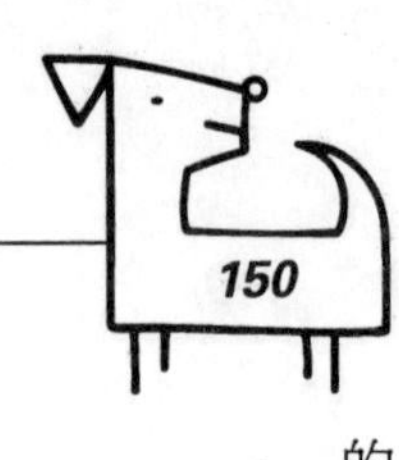

的香味。

●烏梅茶

這是利用梅子的果實，稍微燒過後，再放入茶杯中，注入熱開水即可。烏梅茶對失眠症很有效。

晚上喝茶，會睡不著覺的人，不妨改喝烏梅茶，就能安然入睡。

●橘子皮茶

橘皮是將橘子或柳丁的皮曬乾後，放在茶杯中，注入熱開水就可以喝，主要功能是健胃。亦可將橙花乾燥後放在茶中，對想要嘔吐的人有效。

●松葉茶

松葉的民間藥效能，在『本草綱目』中記載：服用松葉可強壯、堅固牙齒、改善耳目功能；並可治瘡，長期服用，不僅身輕體健，又可延年益壽。不只如此，對於中風或心臟、腦也有益。

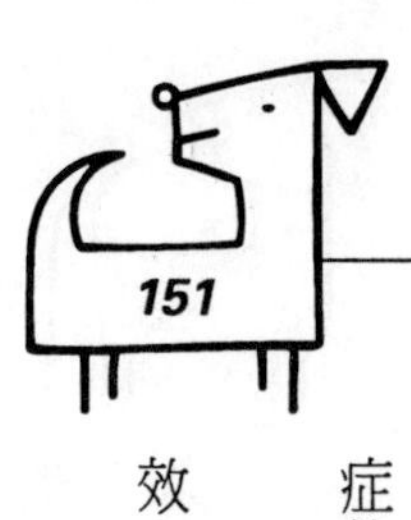

松的葉、皮、根、脂、種子等，全都可以當做藥材。

松葉的成分中有維他命Ａ、Ｃ，棕櫚酸等，這些成分都可以使身體的各種機能更年輕、更有活力。

喝松葉的青汁，聽說對中風、心臟病、高血壓、腦溢血、動脈硬化、血液循環障礙、心肌梗塞和狹心症等都有功效。

欲收集松葉的成分，最好還是利用酒精，所以，自古以來就有很多人愛喝松葉酒。做法是把松的嫩葉洗乾淨，裝在瓶口較大的瓶中，然後以每一・八公升白酒，放進三百公克松葉的比例，再加一百五十公克的果糖或是一杯蜂蜜。經過一個月後，即可飲用。三個月後，松葉要全部拿掉。

松葉酒對高血壓、腦溢血、心臟病，以及神經痛、風濕症也都有效。打字員或電腦操作員，尤其是女性，因為需要經常反覆相同的動作，所以，有風濕症的人愈來愈多。這些人不妨喝松葉酒，相信會有所幫助。

松葉茶是把松葉大約熬一小時而成的，這種東西對止咳、化痰、氣喘很有效。尤其是感冒，效果更顯著。

松葉的利用法，除此之外，還可以放在洗澡盆中，當做洗澡用，可用袋子

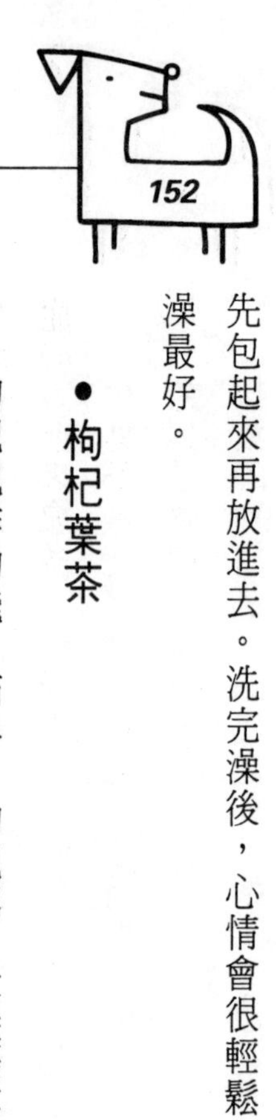

先包起來再放進去。洗完澡後，心情會很輕鬆，據說高血壓的人，洗這種松葉澡最好。

●枸杞葉茶

枸杞也作枸檵。茄科，枸杞屬。落葉權木，高一～二公尺，常具刺狀小枝。葉具短柄，數枚叢生，倒披針形，全緣。開淡紫色小花，腋生，萼筒淺五裂，花冠漏斗狀，上部五裂，具五枚雄蕊及一枚雌蕊。

春夏季採摘枸杞嫩葉，洗淨，用開水稍燙，撈出後濾乾水分，在陽光下曬乾，放入鐵鍋內，用小火炒成黃褐色，裝入容器，密封，備用。

服用時取枸杞葉六克，放入茶杯，沖入開水，加蓋悶泡十分鐘，代茶飲用。每日二～三劑，連用三～十日。

枸杞茶有補虛益精，清熱止渴、祛風明目功效。適於虛勞發熱、熱毒瘡腫、煩渴等症者飲服。

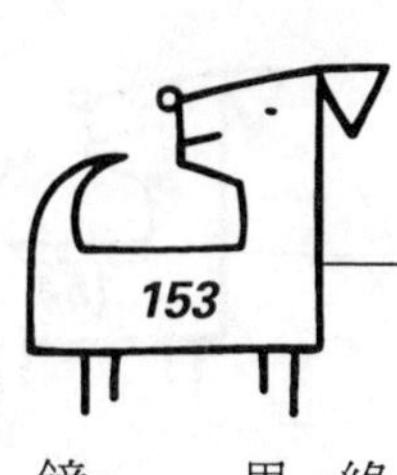

●向日葵茶

菊科，向日葵屬。一年生草本，高約二公尺，葉互生，寬卵形，具長柄，先端尖，粗鋸齒緣。八九月間開花，頭狀花序單生於枝頂，徑可達三公分，花序周圍為鮮黃色的舌狀花，中央部位為深褐色或棕色管狀花。

取向日葵頭一個，將其撕碎，放入砂鍋內，加水七五〇毫升，煎沸十五分鐘，取汁，代茶飲用。每日一劑，分二次飲服，連服五～十日。

向日葵茶有祛風明目功效，適於治療老年頭暈。

●杜仲茶

杜仲又名思仲，思仙等。落葉喬木，葉互生，長橢圓形，先端漸尖，鋸齒緣。皮部及葉片均含有銀白色彈性之細絲。四月開花，花成叢，單性花，雌雄異株，花色緣白，花被缺如。果實有翅狀構造，內含種子一枚。

取杜仲茶、優質的綠茶各十克，放入茶缸內。沖入開水，加蓋悶泡十五分鐘，代茶飲服。每日一劑，分數次沖泡飲服。

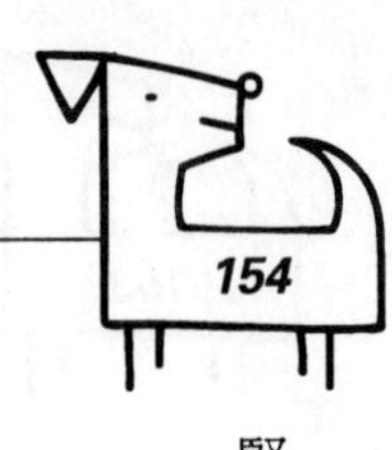

杜仲茶適於高血壓合併心臟病及腰痛等患者飲用。具有降壓平血、補肝腎，強筋骨功效。

●蓮花茶

又名荷，多年生草本，生在淺水裡，葉又圓又大，高出水上，花有紅有白，在花托上結子兒。地下莖叫藕。

取七月間含苞未放的蓮花的大花蕾或已開之花，陰乾。將陰乾的蓮花六克，和綠茶三克共研粗末，用濾泡紙包成袋泡茶，放入茶杯內，沖入開水，加蓋悶泡十五分鐘，代茶飲用。每日一劑，可頻頻飲服。

蓮花茶有清暑寧心，涼血止血功效。適於暑熱心煩、咯血、嘔血者飲用。

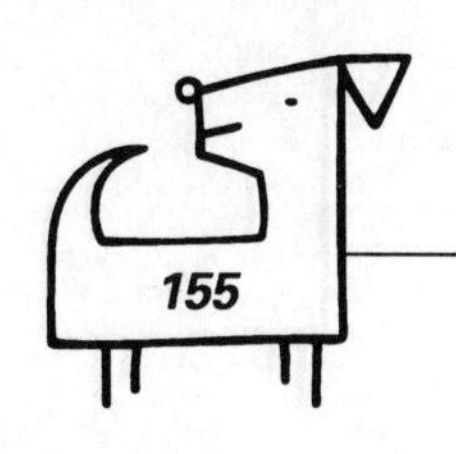

第五章
茶的功效與飲用秘訣

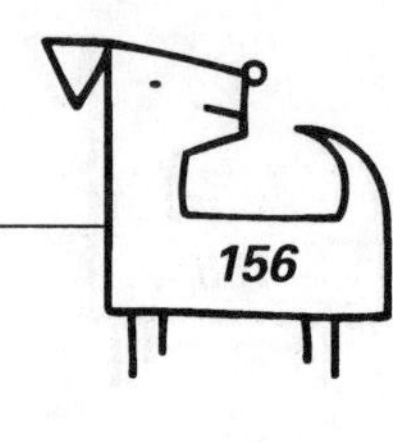

以茶渣而贏得賽馬的故事

台灣還未興起賽馬的風氣，因此，對這種帶有賭博性質的競技，可能絕大多數的人都不甚明瞭。下面是一則關於賭馬的小新聞。

這件新聞發生在日本。一般喜歡賽馬的人，都是一大早起來，買一份刊有賽馬消息的報紙，在眾多的馬匹之中，挑選自己認為最有希望贏得勝利的馬匹，然後用紅色的筆圈起來；有的更進一步地去押注，於是你圈下的那匹馬，就成為你最大的期待與希望了。事情的經過是這樣的：

有一匹曾參加過許多次比賽，但始終沒有得過勝利，觀眾們都對牠不抱任何希望。馬的主人和馴馬師想盡辦法，想讓牠能夠獲得優勝，結果他們所想到的辦法就是——在每天的飼料中，摻進茶渣給馬吃。

在賽馬的當天，他們終於如願以償了。這匹經常跑最後一名的駑馬，非常出人意料地竟得到第二名，而進入決賽。在觀眾群中引起一陣很大的騷動，他們都不相信這匹馬會得到優勝，認為這其中一定有詐。

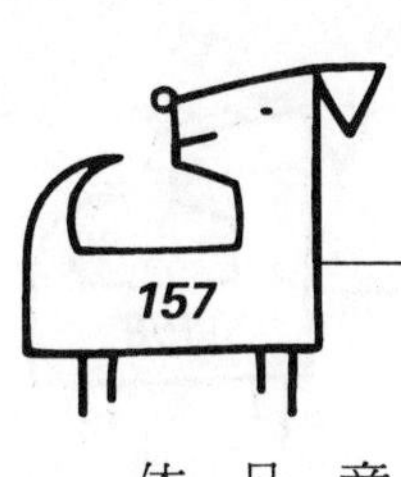

為平息忿怒的群眾，於是這匹馬接受詳細的檢驗。檢查的結果發現，牠在參加比賽之前吃過茶渣。因此，被取消比賽的資格，不用說，偌大的獎金也泡湯了。事情到此才告一段落。

熟悉賽馬的人都知道，只要讓馬吃下茶渣，馬就會跑得很快，因此，明令禁止讓馬食用茶渣。所以，前述的那匹劣馬的確是犯規了。

即使是奧林匹克等世界性比賽中，也是禁止選手們服用可以引起興奮的藥劑。賽前檢查選手們的身體狀況，目的就是為防止選手有服藥的情形。就連賽馬的時候，也要檢查馬兒們是否有喝過茶的現象。茶雖然已經成為人們日常飲料，一般人也不把它當做藥物。可是因為使用方法的不同，有時反而成為很大效能的藥。

在漢方中常會聽到「生藥」這句話，這裡所指的藥和西方醫學所稱的藥，意義上稍有不同。西方醫學上所說的藥，是指經過化學方法分析或合成的成品，乃是人工性所製造出的一些物質（大部分都是會製造出單一的成分），並依其所產生的作用和功能，而決定為醫治那些疾病的藥。

漢方中的生藥，可就不是這樣把所有的成分，一件件地拿去分析、化合；

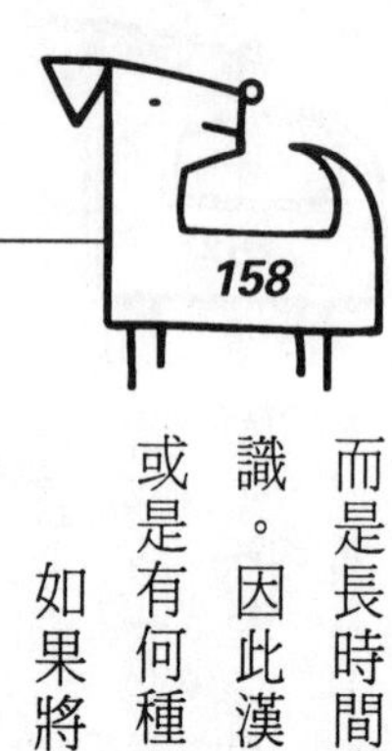

而是長時間使用自然生長的草、木植物，及其根、葉等，從經驗上所得來的知識。因此漢方的使用法是，知道那些生藥對怎樣的症狀和疾病有治療的效果，或是有何種預防的功能，然後再加以利用。

如果將那些植物，經過一番化學分析後，就可以知道含有那些有效的物質，但這並不能代表藥草所有的功能；即使是現代尖端的科技，也無法達到完全明瞭的地步。也因為如此，茶也仍未被充分研究出來，目前仍是最被感興趣的生藥之一。

◎「長生不老的妙藥」是什麼？

茶葉是少數擁有不可思議的功能之一，這一點相信各位都很清楚。只是用一小撮的茶渣，就可以使一匹劣馬跑得很快；讓我們了解到，茶葉效力的靈驗度的確是很可觀的。

為什麼會有如此大的效能呢？那泰半是咖啡因作用的緣故。茶葉中含有大量的咖啡因，這是早經現代科學證明的事實。

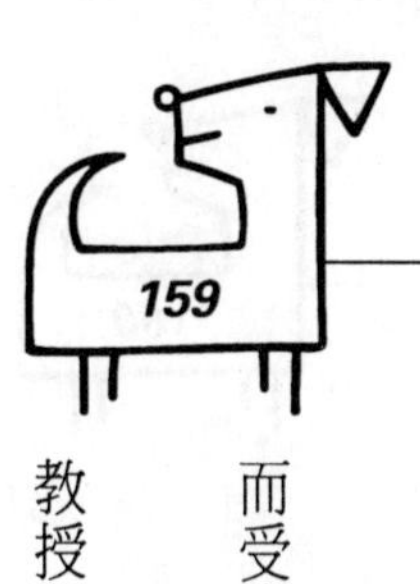

如前面所說過的，生藥還有很多謎一般的部分。然而這些謎題，也逐漸地由最新的研究結果，進而產生出科學上的巨大光輝，許許多的奧妙才被明確下來。

關於茶的成分或是功能，已有一部分被證明，如含有咖啡因。

東方醫學的觀點是，把長時期實施的人體實驗所得到的各項成果，仔細加以分類整理，再把成果應用到實際情形上。就像給馬吃茶渣就會跑得很快這件事，也並不是馴馬師們彼此之間，分析研究茶的成分所得到的醫學成果；那是在長久經驗中得到的一項事實，而探討出其利用的方法。

不只限於茶，所有的藥草在藥理學上所做的研究，都是十分困難的；不管科學是如何地進步，也無法將其充分的證明。現在有關這方面的研究，都由專家學者們或各研究中心進行著。

例如，茶所含的咖啡因、單寧酸、維他命C等，已被確認為是主要的成分而受到世人的矚目。

對單寧酸這種成分特別有研究的學者，就是日本岡山大學藥學系奧田拓男教授。

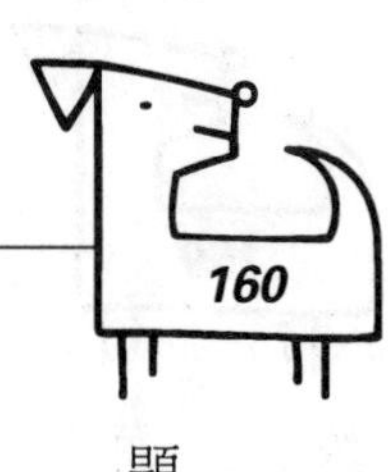

——單寧酸可以抑制過酸化脂質——岡山大學奧田教授等人以動物實驗證明

在一九八三年二月十四日的日本朝日新聞上，刊出上述這一段顯著的標題。

總括其結論，簡單地說，主要是指出茶葉中的單寧酸含有防止細胞老化的功能。這項消息刊出後，不但更肯定茶葉的功效，同時也使得更多的科學家興起極大的研究樂趣；甚至有人認為，茶可能會成為一種長生不老的藥。

最近，重視維他命群的熱潮，像狂風般掃向每個人，其中尤以維他命C和E特別受矚目。維他命E具有防止老化的功能，可抑制體內所產生的老化物質的過酸化脂質的功能。

我們的身體是由許多細胞所構成的，如果每一個細胞，都能夠活力旺盛地活下去，身體也會經常保持年輕的狀態。

單寧酸含有比維他命E高出十到二十倍的脂肪酸過酸化的抑制作用，這是經由多次實驗結果才被證實的事實。雖然到目前為止，還是在動物實驗階段，但經科學家們一步一步地研究發展下來，茶的功能也將逐漸地被證明。

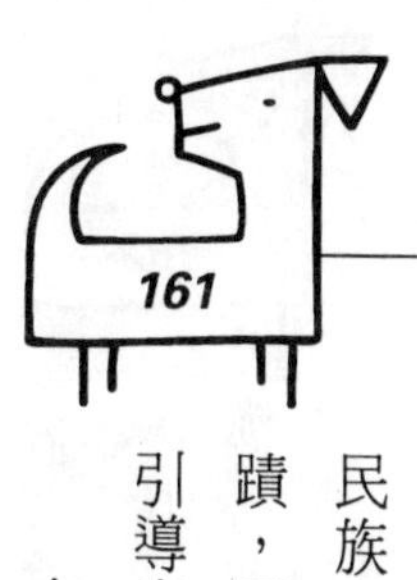

⊙經常喝茶羅馬帝國或不至於滅亡

在我們常用的成語中，有一句是：「茶餘飯後」。這是因為無論早上、中午、晚上，中國人喝茶的習慣，已經是根深蒂固，甚至成為不可或缺的一部分了。喝茶不僅是件高貴風雅的事，而且也是東方民族——尤其是中國和日本——的文化表徵。在中國且早已將茶歸於開門七件事——柴、米、油、鹽、醬、醋、茶——中。

有句至理名言說：「如果一個民族能夠連續生存五百年以上，那麼，該民族的飲食生活習慣是絕對不會錯的。」這句話的根據，是因為有飲食文化或飲食習慣錯誤的民族，將無法維持健康的身體，這個民族自然就是個衰弱不振的民族，所以，容易被其他民族征服。能超過五百年而不被滅亡，的確是一件奇蹟，因此，才有這麼一句充滿智慧的話。這實際上也是從人類歷史的演變中，引導出的一句警世之言。

在人類歷史上，留下壯偉、令人懷念記錄的羅馬帝國，它之所以像流星閃

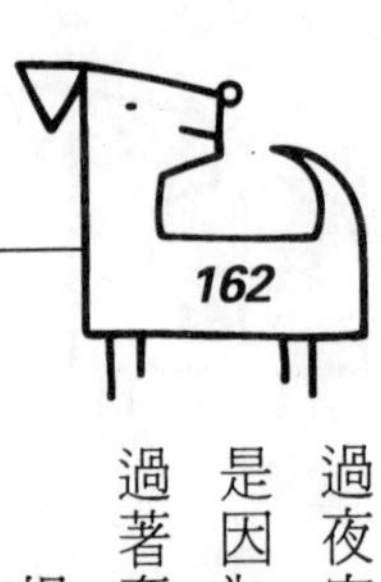

過夜空一般，從人類歷史中消失滅亡的原因，根據部分歷史學者的說法，主要是因為飲食生活錯誤緣故。從歷史上我們知道，羅馬帝國的君臣百姓，都習慣過著奢侈豪華的靡爛生活。

根據最新的研究報告，還發現一件和飲食有關的事實。那就是，羅馬帝國歷史上的統治者或皇帝，許多都有奇奇怪怪的行為，甚至有些已是不正常的狀況。經過專家的研究才發現，這些情形可能是鉛中毒所引起的。當時的人們，生活奢侈總是大魚大肉，也盛行喝酒，所謂「酒池肉林」一點也不為過。

那時所用的酒杯多是用鉛做成的；煮菜時，也是使用鉛製成的器皿；就連運送自來水的管道，也是鉛管。久而久之，自然引起鉛中毒。據了解，羅馬帝國的市民所忍受的鉛量，比現代的美國市民所忍受的，要超出八倍以上。

在羅馬帝國歷史中，有著奇異行徑的皇帝，為數不少，這兒列舉幾位特別有名的皇帝。

第一位是古拉維紐斯皇帝，在位期間是西元四十一～五十四年，他除精神異常之外，還有關節炎、語言障礙等毛病。

第二位是曾被當做電影題材，以殘暴出名的卡里祿拉皇帝（在位期間：西

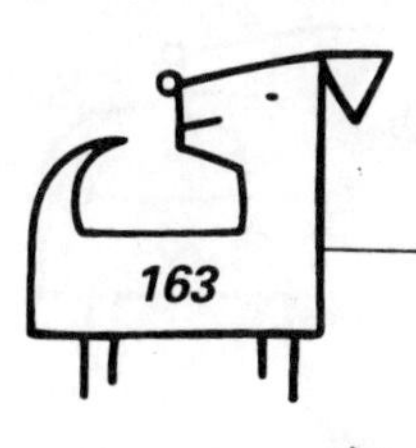

元三十七年～四十一年），這位皇帝已是接近瘋人的狀態，歷史上有不少關於他的殘暴行為的記載。

然而最富盛名的羅馬皇帝中，又以尼祿獨占鰲頭，他的名字甚至已成為「暴君」的代稱。他於西元五十四年到六十八年之間在位，他的瘋狂行徑已經到將整個羅馬城燒毀的地步，甚至他還有心情一邊看大火燃燒的情形，一邊做詩自娛呢！

這些都是攝取超過安全標準量以上的鉛的緣故。

在這裡，我們不禁要感到遺憾，如果當時的羅馬人經常喝茶，鉛的傷害性可能就會減低許多。因為，茶葉中的單寧酸會和有害的重金屬結合，並排出體外。這對抑制鉛中毒，有很大的幫助。

然而即使知道茶的功效，若仍像末期的羅馬帝國一樣，過著飲食生活混亂無節制的日子，還是遲早要步上滅亡之途的。

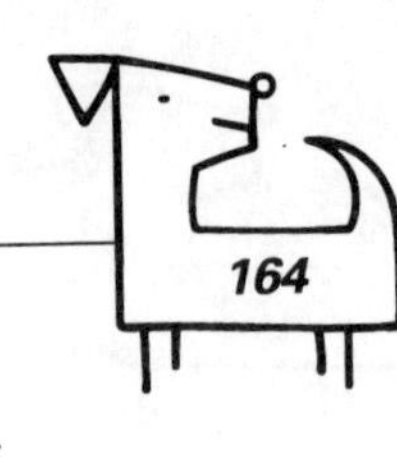

⊙從好喝到有用需要相當的智慧

雖然我們可能一天到晚喝著茶、談論茶，可是當我們真正知道茶有多少種類和名稱時，可能大家都會嚇一大跳吧！正因為茶有各式各樣的分類法，所以一般人都不太容易了解。大致上說來。可以由產地的不同、製造方法的不同，或是由採茶時期的前後來分類等等。

那麼，所有的茶是否可以同樣的方法來處理呢？不可以的。各種茶葉都有其特殊之處和獨特的喝法，它們的功能和成分也不盡相同，應該依各種茶的特性，用最適當泡茶法，才是最上等的喝茶法，既可享受茶的美味、芳香，又有益身體的健康，這才是喝茶健身的秘訣。

就曾發生過這麼一件事，足以證明正確的喝茶法才是增進健康的秘訣。當茶葉剛傳入歐洲時，有位學者宣稱，喝越多的茶，越能夠延年益壽。這位學者且親身試驗，每天喝一百杯以上的紅茶，結果卻把身體搞糟了。這時，他突然做一百八十度的改變，說茶對人體有毒害；結果在歐洲引起爭論，沒有人能肯

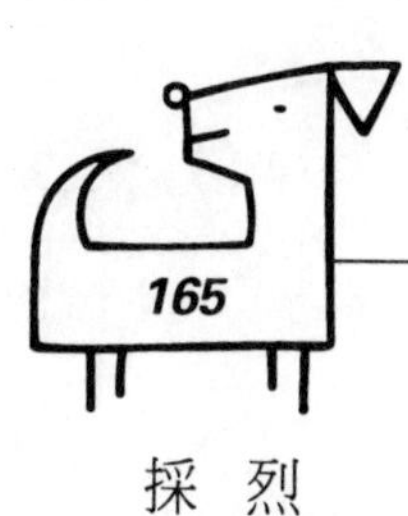

定，到底茶對人有益或有害？

事實上，是因為這位學者錯誤的喝茶方法，才引起反效果，並且他的健康受損也是因其他的疾病所引起的，於是這場爭論就告一個段落。

中國人最喜歡講「中庸之道」，凡事都採取客觀、不偏不倚的立場，喝茶也是如此；雖然證明喝茶對人體有好處，但是過與不及，都是大忌。

另外，有一項報導：每年飛到日本附近的候鳥中有一種白鳥，這種白鳥，受到日本人優厚的保護，還餵牠們飼料吃，牠們最喜歡吃的卻是茶，因為茶渣能供給牠們飛越大海的最大精力。

此時，不由得令人聯想到前面提到的那匹馬，牠也是把茶當做飼料，才能創下良好的成績。茶的功能又再度被肯定，但還未利用人體實驗過，所以，還不敢鼓勵大家去嚐試。

當茶葉被傳到歐洲，而引起有益或有害的爭論時，可以稱是文明的一種劇烈轉變。因為當茶這種原屬東方的文化產物輸入時，並未經過正確地消化就被採用的緣故。

茶在東方，已歷經四百年到四千年之久的時間，不斷反覆各種體驗，經過

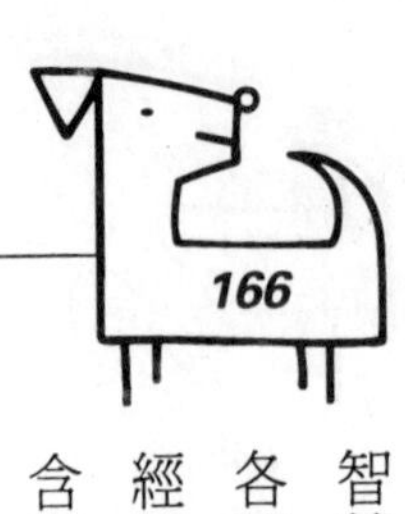

智慧的過濾始留下來，並將正確的飲用法流傳給後人。可是，初嚐新鮮的歐洲各國，不知正確的飲用法，自然破壞茶的風味，乃至衍生出不良的影響。如今經過科學上的證明發現，以米飯為主食的東方人，適合飲用綠茶。因為綠茶中含有豐富的維他命B群，而米中缺乏這些營養質，綠茶正可以補其不足。

東、西方喝茶的態度和精神之所以不同，起因於醫學上的看法，和哲學上不同的觀點、不同的境界的緣故。西方醫學的觀點是，一旦發現幾種成分對某種病症有效時，只是把這些成分集中做成特效藥來使用。通常都相當具有醫治的功效，但最大的缺點是不能有效地制止副作用的產生，以及對整個生物體系的影響。例如，盤尼西林或DDP的發明，即是典型的例子。

而東方醫學則是先分析什麼樣成分對什麼病症有效，雖然不甚了解究竟原因，可是一旦發現包含有效成分的生藥，並確認對某種體質的人有某種功效時，即以長期經驗的結果或方式，加以使用。

也許聽起來覺得很抽象，一時難以理解。但是，茶也和其他生藥（草藥）一樣，是經過證明的有效飲料。茶被當做保健飲料並有其他功能的原因，是因為茶葉中所包含的種種化學成分的緣故。即使一一將各種成分予以實驗，一時

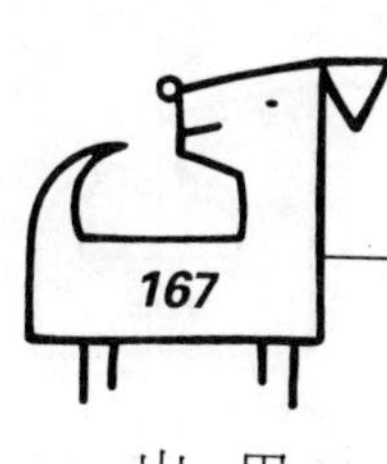

也無法調查出茶的所有功能。其中咖啡因和單寧酸的功效，已由現代的科學研究證實過的。

然而生藥本身（尤其是漢方藥）的成分就很複雜，至今亦未被充分了解；而且並不是幾種成分合在一起，只表現出一個藥理效果，通常是彼此間互助作用，引起相輔相成的效果。這種不可思議的功能，就是漢藥的最大特色。

例如，我們常說：「隔夜的茶不可以喝。」這些都是使用過的人，由自己的經驗結果而引導出的忠告，但經過現代科學的分析，已經證明這種傳說是完全正確。

◎好喝又對健康有幫助的喝茶法

不論茶對人體健康有如何重大的好處，如果喝茶法錯誤，反會產生負作用。最正確的喝法應該是不破壞有效的成分，並充分地把那些有用的成分誘導出來，同時也要注意在適當的時機，飲用適當的量才行。

要使茶好喝的秘訣就是要掌握水質、溫度、茶葉量、時間等等，這些都是

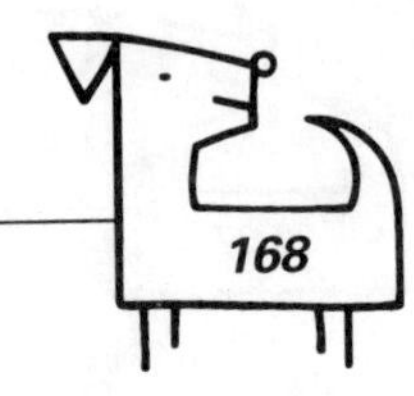

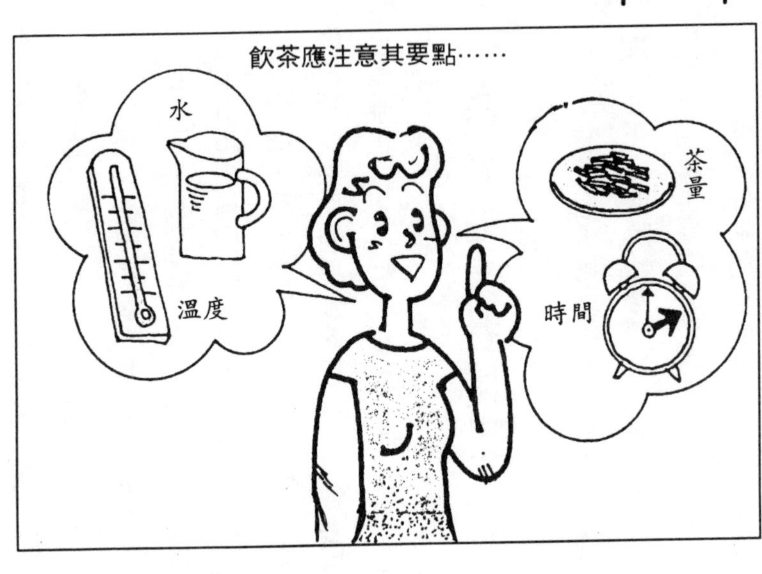

決定茶好喝與否的關鍵所在，現在大略加以介紹：

唐代陸羽所著的『茶經』中寫著——泡茶的最佳水質，第一級是深山中的泉水，第二是清流不息的河川，第三才是靜止的水。

泡茶首重水質，的確是有它的存在道理；因為喝茶並不是要吃茶葉，而是要享受用水煎熬出的茶湯，所以水質的好壞，其重要性可見一斑。

現在一般人都是使用自來水，想要品嚐清新的山泉或江水所泡的茶，幾乎是不可能。唯有先將自來水放在水桶中，讓水沈澱半天，或是在桶（壺）中放進一塊木炭，以達到過濾

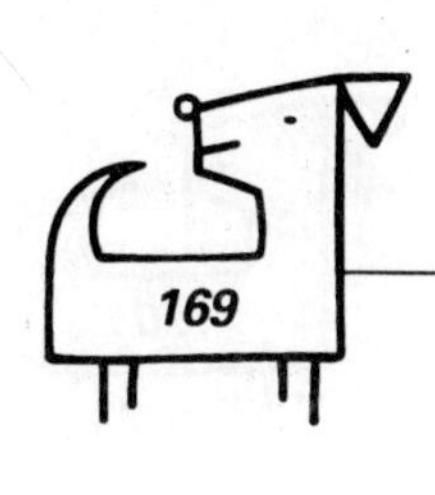

的效果。

另外，也可利用活性炭和離子交換樹脂膜來過濾。這些方法任何人都會做，花費少量的錢，就可以得到品質純清的水了。

正如陸羽在『茶經』中所說的，井水是最下等的水，這是有充分根據的。因為井水中往往含有太多的鐵質，單寧酸會和鐵結合，並發生化學變化。此外，一些近海地方的水質，往往含有過高的鹽分，所以，泡出的茶味道也會有變化。正因為井水中含有各式各樣的有機物質，因此，從前的人泡茶時，都盡量避免使用井水。

另外要注意的一點是，在燒開水泡茶時，品質好的水不要煮沸太久；而品質差一點的水，最好讓它先沸騰兩三分鐘，這樣的話，溶解在水中的鈣、錳或鈉等會引起化學變化，也就不至於破壞茶本身的味道。

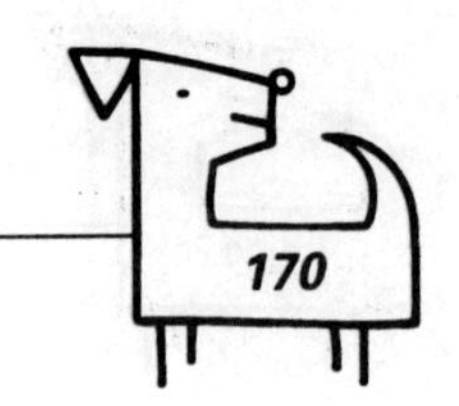
170

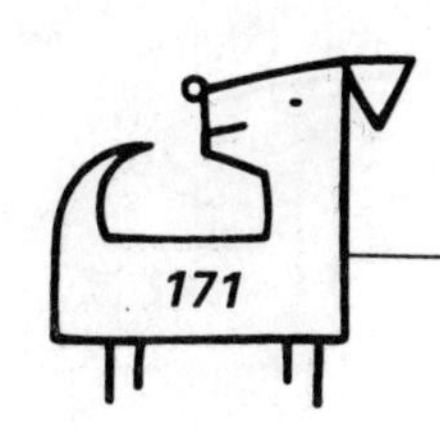

第六章

健康茶須配合體質飲用

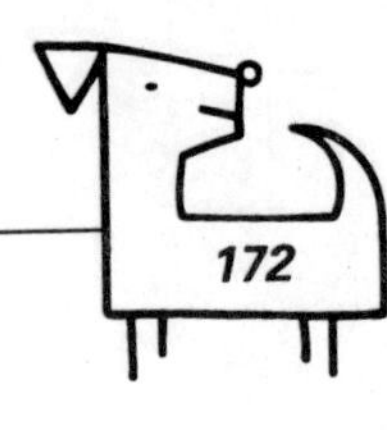

⊙先確認體質

站在現代營養學的立場，大家耳熟能詳：「牛奶是營養價值很高的優良食品」。也常聽人們互相勸導著說：「不要偏食動物性食物，也應該多攝取植物性食物。」

這些話本質上當然沒有錯，但若想真正擁有健康，單靠這種現代營養學的尺度，應該是不夠的。

各位可能聽過家中的老祖母說過一些祖傳的小偏方吧。例如——柿子可以用來降低身體的熱度，薑可以保溫、驅風祛寒等等。這些都是代代相傳下來的日常生活體驗與智慧。

現代營養學的主要觀點，是重視卡路里的計算和營養成分的攝取量。而現代醫學，通常只是將人的體質概括地分為「特殊體質」和「正常體質」等抽象性的說法，但是，在漢方醫學上，卻是以非常具體的方法來表現。

就以牛奶為例，牛奶的食性就可以「涼、補、潤、降、收」這幾個字表

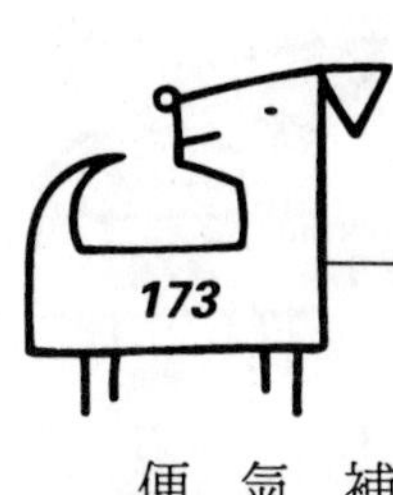

示。亦即，牛奶可以降低身體的熱度（涼）、補充虛弱的體力、使體內舒潤、降低有上升傾向的症狀（如便秘、高血壓等，這是「降」）、收縮散慢的生理機能（收）等，有多種特色。

因此，牛奶是在口渴、體內發燒、體力消耗過度的狀態下（例如中暑時），非常理想的補充營養的食品。但是，有寒冷（冷感）症的人喝了，經常會因體內留有過剩的水分而浮腫。同時，血壓過低的人喝了牛奶也會助長這些傾向的。

嬰兒下痢時，給他吃個蘋果；便秘時給他吃根香蕉，這是常見的民間小偏方。為什麼呢？根據各種食物的食性來看，蘋果是屬於「溫、補、收」的性質，而香蕉則相反，是屬於「涼、瀉、散」的性質。也就是說，下痢時，肚子會變成寒冷狀態，所以要替它保溫，且因為下痢容易喪失體力，所以要很快地補充回去；而蘋果具有鞏固軟便的功能（收）。而便秘時，因為肚子含有熱氣，必須使它冷卻；為使堆積在體內的糞便能順利地排出（瀉），首先要使硬便轉換為軟的糞便（散），香蕉是最適合的。

正因為人的體質是從食物的特性所累積、引發出來的，所以，想要改善自

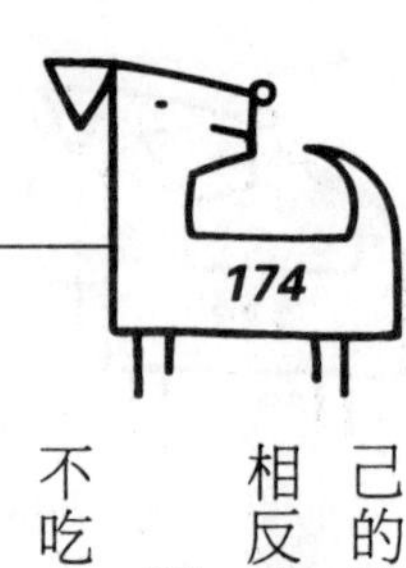

己的體質時，也可以利用食物來達到目的。辦法是積極地努力攝取和自己體質相反食性的食物，一步一步地將體質改變成中庸。

絕不希望各位都變得神經質，對食物東挑西選，不適合自己體質的就絕口不吃，反而是矯枉過正。只要少吃一點就可以了，大可不必像毒蛇猛獸般地逃避。例如，想吃涼性食物的時候，只要加入一些溫性的食物互相抵消就可以了。為早日改變成中庸的體質，最好多攝取和自己體質相反食性的食物，時間一久就可以顯示出效果來。

就請大家利用表1，來確認一下自己的基本體質，究竟是屬於那一種？是屬於「濕、寒、虛、降、散」，還是屬於「燥、寒、虛、升、收」？如果同時有燥、濕、熱、寒、實、虛等兩種狀況重複時，可視其症狀中比較強烈的一項為基準來判斷；如果都不屬於其中之一，就是中庸體質。如能注意到個人的飲食生活，大約三個月的時間，就可以自覺到體質的變化。

表2則是日常食物的食性表，希望各位當做一項參考，並能應用在實際生活中。

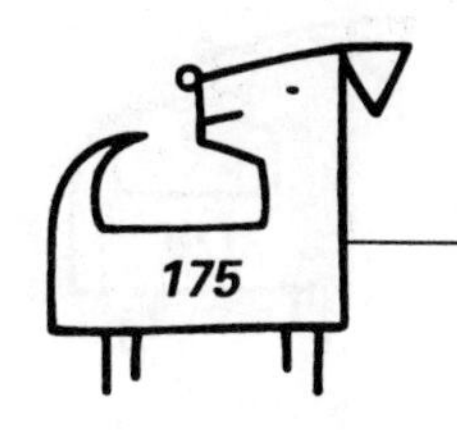

表1　〔基本體質確認法〕

- A、B、C各項可幫助你確認自己的體質，是燥或濕，熱或寒，實或虛等。
- 從每個項目上看看自己究竟是屬於那一種？如果不屬於任何一種或不知道屬於那一種時，先跳到下階段，看看那些項目適合你，那就可以說是你的體質了。
- 以D、E各項和基本體質確認法同樣的要領，確認你是屬於升、降、收、散中的那一種？

〔A〕燥、濕確認表

體質	燥	濕
浮腫	不浮腫	很快就會浮腫
尿量	多	少
皮膚的感覺	經常濕濕的	經常是乾燥的
皮膚的狀況	容易發炎或化膿	皮膚皸裂、上妝不易
糞便的形態	硬	軟

〔B〕熱、寒確認表

體質	熱	寒
顏色	紅色或黃色	黑色或白色
口渴	經常口渴	不常口渴
飲料	冬天也喜歡喝冷的	夏天卻喜歡喝熱的
排便情形	不常下痢	經常下痢
排尿次數	很少	很多（一天五次以上）
尿的顏色	經常是黃色的	幾乎無色
衣服	穿少而單薄的衣服	穿多而厚重的衣服

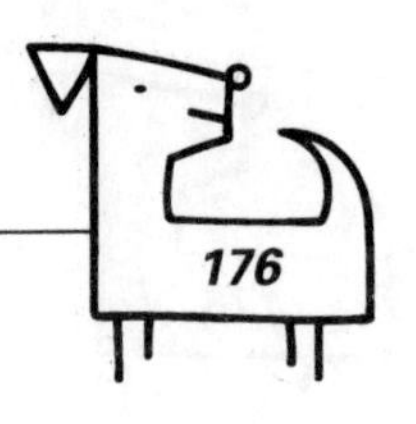

〔C〕實、虛確認表

體質	實	虛
體力	有	沒有
排便	有輕微便秘現象	有輕微下痢現象
食慾	不但胃口好，且吃得多	胃口不好，吃過後覺得愛睏
腹部的狀態	腹肌有彈性	腹肌軟而無彈性
皮膚和血色	有光澤、血色良好	無光澤、血色不好
聲音	聲音有力、不嘶啞	聲音細小無力，疲勞時會感到嘶啞

〔D〕升、降確認表

	升	降
症狀	上火（腦部充血）、焦慮、失眠、悸動、歇斯底里、頭痛、流鼻血、充血、肩膀僵硬、便秘、想吐、高血壓	意志消沈、貧血、下痢、低血壓

〔E〕收、散確認表

	收	散
症狀	便秘、無汗、水腫、鼻塞、皮膚粗糙、尿量減少、胃脹	下痢、多汗、長青春痘、粉刺、流鼻水、油性皮膚、容易化膿、多尿

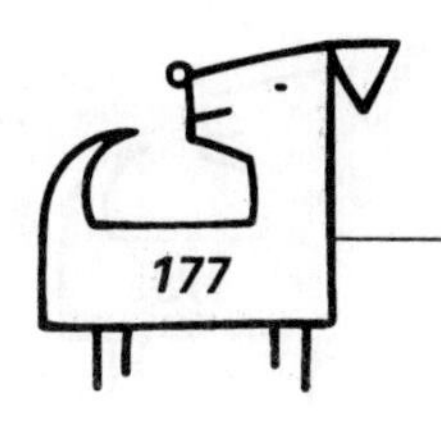

表2　日常食品的食性表

種　別	藥　性	種　別	藥　性
大　蒜	溫瀉燥升散	栗　子	溫補燥升收
紫　蘇	溫瀉燥降散	香　煙	溫瀉燥降散
橘　子	溫中燥中散	螃　蟹	涼瀉燥平散
小黃瓜	涼瀉燥平散	山　芋	平補潤升收
咖　哩	溫瀉燥升散	桃	溫補潤降收
咖　啡	溫瀉燥升散	蘋　果	溫補潤升收
胡　椒	溫瀉燥降散	胡蘿蔔	溫補潤升收
蘿　蔔	涼瀉燥升散	胡　桃	平補潤降平
海　帶	涼瀉燥降散	棗	溫補潤降收
菊　花	涼瀉燥降散	小　麥	涼補潤降收
西　瓜	涼瀉燥降散	花生仁	溫補潤中收
薏　米	涼中燥降散	話梅乾	溫補潤降收
荷蘭芹	涼瀉燥降散	蜂　蜜	涼補潤降中
茄　子	涼瀉燥降散	牛　奶	涼補潤降收
菠　菜	涼瀉燥降散	牛　肉	溫補潤升收
雞　蛋	平補中降收	鰻　魚	溫補潤升收
雞　肉	溫補中平平	鳳　梨	溫瀉潤升散
蝦	溫補潤中中	芒　果	涼瀉潤降收
蕨　菜	中補中升中	香　蕉	涼瀉潤中散
鯉　魚	平補潤降中	柚　子	涼瀉潤降散
櫻　桃	溫補潤中收	梨	涼瀉潤降散
薑	溫補燥升散	蕃　薯	涼補潤降散
韭　菜	溫補燥升散	茶	涼瀉潤降散
蔥	溫瀉潤升散	柿	平補潤降收
冬　瓜	涼瀉潤降散	杏	溫瀉潤降收
百　合	平補潤降散	李　子	溫瀉潤降收
芝　麻	平補潤降散	葡　萄	平補燥升收
糙　米	涼補潤降散	羊　肉	溫補燥升平
蘆　筍	涼瀉潤升散	鯽　魚	溫補中平散
番　茄	涼補燥降收	枇　杷	平瀉中降收

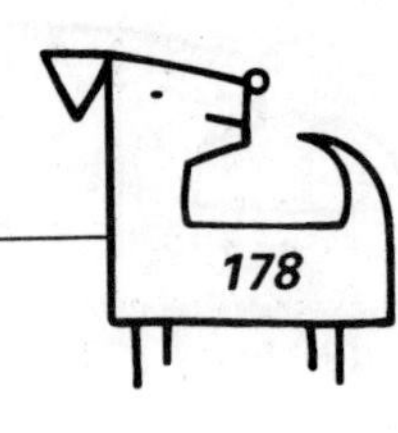

⊙健康茶的有效改善法

最近在藥局或百貨公司的自然食品專賣櫃，以及自然食品的專賣店等，都可以看到各式各樣的健康茶。

這些所謂的健康茶，大都是活用一般民間流傳的治療偏方，而經由生活智慧過濾的茶製品。這些健康茶，簡單地說，就是利用藥草和擁有日常食品中間性的食物，加以乾燥後切成一小片一小片，當做茶泡來喝。

例如，血壓高的人，自古以來都利用那些可以降低血壓的植物，如：柿子葉、枸杞葉、蕺菜、桑根等。又，胃腸不好的人，也會利用有健胃作用的植物，像是橘子皮、蒲公英的根、肉桂、山椒、薑、高麗參等為原料，做成健康茶來喝。

雖然我們已經了解健康茶的一些效果，但它也和其他醫藥品相同，最好是在專家們的指導下服用。所抱持的理由是，雖然你認為改善自己的症狀，喝健康茶會比較有效，可是，你的體質和所飲用的茶的食性若不和時，反而會引起

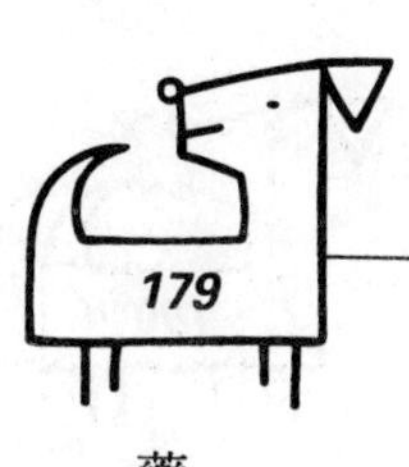

反效果。

喝健康茶時，如果能考慮到其食性，即可以使體質得以改善，同時亦能加速症狀的好轉。

如能像這樣考慮到食性，我們就叫做「食性補充茶料」。這種茶換言之，也就是「體質輔助茶料」。正在服用合成醫藥品（成藥），或是漢方藥的人，如果飲用適合自己體質的「食性補充茶料」，更可以提高那些藥物的功效，並能早一點改善疾病的情況。

我們常聽說，藥和茶是不可以一起服用的，那只是指綠茶和紅茶而言，至於「食性補充茶料」，就不必擔心這個問題。

◎改善糖尿病的食性補充茶料

想要喝對糖尿病有益的茶時，往往有人認為倒不如喝一些可以降低血糖的藥草茶，比較有好的效果。

真正能治好糖尿病的，應該是服用胰島素治療法，或口服糖尿病藥品，或

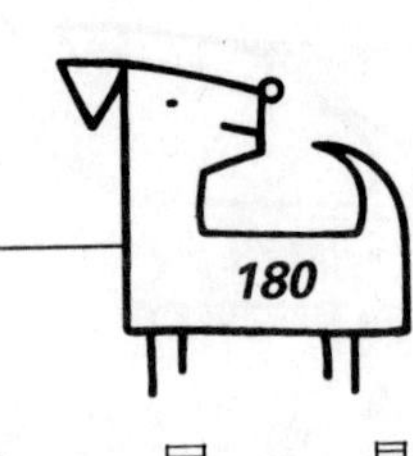

是漢方藥才對。

所以補助治療的茶，主要是以降低血糖為目標，應選擇可以預防或治療糖尿病併發症的症狀，或是可以改變糖尿病患者基本性壞體質。

想要改善糖尿病患者的體質，須選擇含有「補、降、散」食性的食品。因為糖尿病患者，屬於很容易疲倦的體質，而且本身的糖質代謝很不正常，所以必須一面補足這些缺點，一面降低患者的血糖值。同時，也要將糖尿病患者體質容易引起的成人病，尤其是膽固醇等的「散掉」才是。

具有這些食性，且能有效地強壯身體、降低血糖、多汗、口渴、成人病預防等作用，對糖尿病的患者即非常地適合。

那麼，需要利用何種植物來配合呢?簡列如下：

枸杞葉（強壯、降低血糖、預防成人病）

羌活根（強壯、降低血糖）

蛇麻草根（強壯、降低血糖）

五加皮（降低血糖、強肝、預防成人病）

普洱茶（利尿、降低膽固醇）

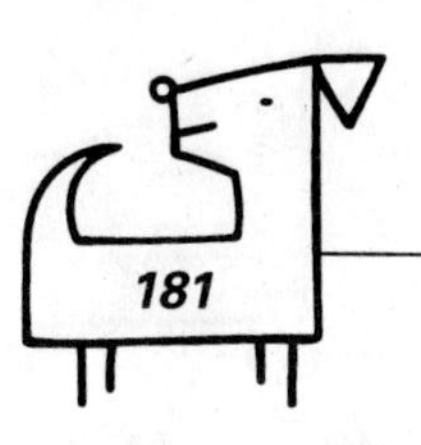

箭竹（利尿、強化血管、淨血）

把這些東西各買一些來當做原料，配合使用即可。

◎改善便秘的食性補充茶料

常服瀉劑的人，可能都知道：長期服用瀉劑，往往會造成一次比一次需更增加藥量的情形，否則效果就不顯著，這是因為腸胃會對藥性產生習慣性的緣故。

瀉劑並不是用來治療便秘的藥，是促使排便通暢的藥，所以，即使服用好幾年的瀉藥，便秘的症狀也不會治好，反而會使腸胃養成惰性；也就是說，腸胃遇到瀉劑的刺激時才會排便，如果沒有瀉劑的刺激，就不會有便意，甚至會形成更嚴重的便秘，成為一種惡性循環。

發生便秘現象，只是教人多攝取纖維素含量較多的食物，這是現代營養學的立論，也有改善便秘的效果。

腸的活動比較遲鈍（弛緩性便秘）時，當然需要大量的纖維素。可是有一

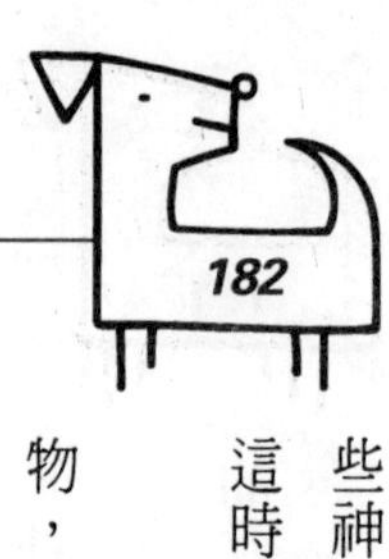

些神經質的人，在出外旅行時才會發生因腸胃過敏而引起的「緊張性便秘」，這時應該少吃會刺激腸的纖維質，這和一般性的便秘治法是不太相同的。

不管是何種型態的便秘，都必須多多攝取含「降、瀉、散」食性的茶或食物，來改善體質。否則，這些人將永遠離不開瀉藥。

有便秘的人的體質，是應該排出的糞便沒有排出，存留在腸道裡。治療的辦法，首先就是必須讓糞便排出（瀉），使腹部飽脹的感覺減輕一些（散），如此才能改善體質。

為能達到這個目的，下面的混合茶比較適合：

蕺菜（緩和、健胃、促進消化）

蒲公英（緩和、健胃、促進消化）

惠比壽草的種子（緩和、健胃、促進消化）

濱茶（緩和、健胃、促進消化）

不管那一種均擁有「瀉、降、散」等食性，從民間療法的觀點看，也有緩和、健胃、促進消化等作用。因為患有便秘時，糞便停留在腸道太久的關係，肚內充滿了熱，如果能喝一些牛奶或吃點菠菜、茄子、小黃瓜等涼性食物，就

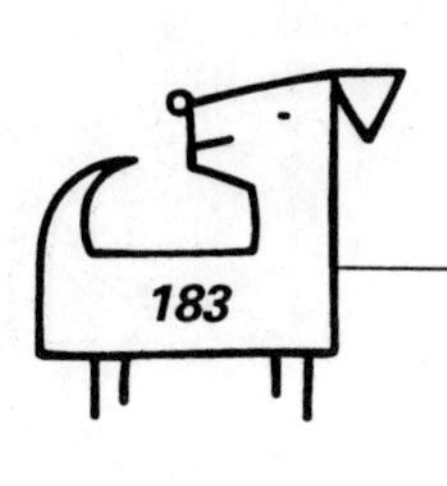

可以早獲改善。

◎控制血壓過高的食性補充茶料

血壓太高，必須要降低時，一旦突然升高，將是非常危險的。這種情況從體質上看來，可以叫做「升」。

為改善這種體質，必須積極地攝取含有「降」作用的食物；而將「升」的食物如：太蒜、咖啡、薑、牛肉、鰻魚等從飲食中剔除。否則，即使正在服用降血壓的藥劑或漢方，也不會有效果。

在我們日常食品中，含有「降」食性的食物，有：醋、豆乳、梅乾（不含鹽的）、豌豆、芝麻、糙米、小麥、蕎麥、海藻、香菇等。

這時，所用的食性補助茶料，最好是摻有下列幾項，比較適當：

枸杞葉（強壯、降低血壓、預防動脈硬化）
杜仲葉（強壯、降低血壓、強肝、預防動脈硬化）
槐花（降血壓、強化血管）

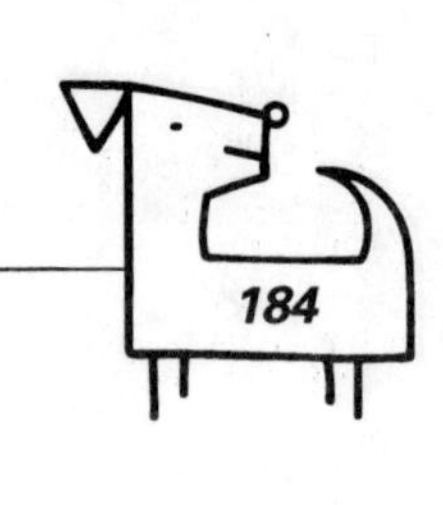

麥茶（鎮靜）
柿葉（補充維他命C）

◎使體弱、容易感冒的孩子變得更健康的食性補助茶料

乾乾瘦瘦，了無精神的孩子，以及體質弱、容易患感冒的孩子，看在父母的眼底，真是又憐又愛，恨不得有法子可以使自己的孩子趕快長大，變得健康活潑；天下父母心，可真是煞費苦心啊！

但是，常聽到這些孩子的父母們，所使用的方法，似乎都有相反的作用似的。下面，舉出幾種正確的健康法，大概只要花上四～六個月的時間，就可以使孩子成為真正健康的孩子。

- 儘量少吃甜的東西（如黃糕、清涼飲料等），甜味料也只能使用蜂蜜。
- 減少肉食，多給一點植物性食物。
- 多吸收天然鈣質。

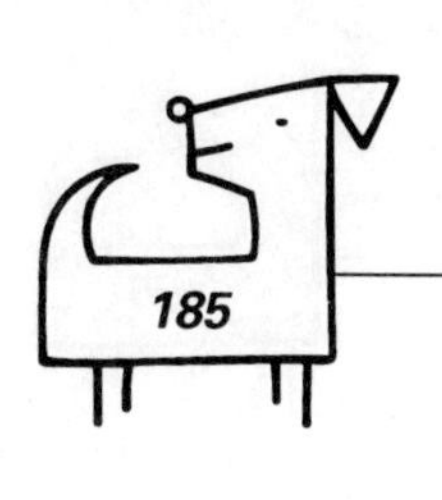

●早上起床之後，馬上把窗子打開，再將衣服全部脫光，讓皮膚接觸到冷的空氣，並以乾布摩擦身體。

●多給一點有「補、降、散」食性的食物。

●儘量避免含添加物較多的食物（如：火腿、香腸、魚糕、速食麵之類的速食品），儘量吃自然食物。

如果只是為了補給營養，而多吃牛排，整個體液會呈酸性，反而不好。

身體衰弱、容易感冒的孩子是需要補充體力的，這一類體質的孩子，也比較容易有神經質的傾向，所以，給他們喝一些可以鎮靜情緒、降低焦慮感以及促進皮膚的新陳代謝更活潑，更容易發散感冒的食性補充茶，比較適當。

西洋甘菊（發散、驅風）

紫蘇葉（發散、解熱、止咳）

枸杞葉（強壯、健胃）

山芋（強壯）

杜仲葉（強壯）

蒲公英（淨血、健胃、促進消化）

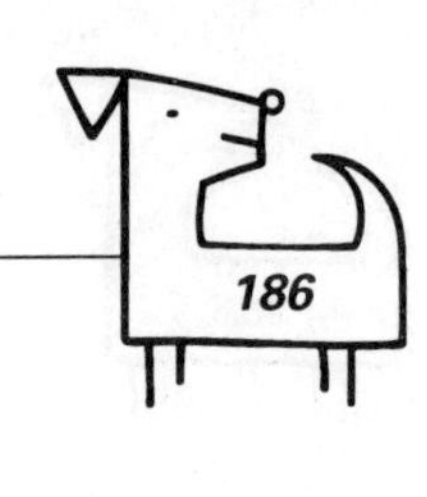

蕺菜（淨血、健胃、促進消化）

◎穩定失眠、焦慮不安等興奮狀態的食性補充茶料

經常因為睡不著或焦慮不安，而服用安眠藥或精神鎮靜劑的人，好像很多。

但是，那些藥品只能暫時性地抑制神經，不能說是本質性的治療劑，與便秘時只吃瀉劑是一樣的，結果仍是無濟於事。

愈是長期連續使用，愈是會對藥物產生依賴性，一旦不再吃藥，就無法忍受真正的痛苦。服用藥劑是不得已的權宜之計，若能考慮到飲食生活的食性，就可以得到令人意外地改善。

要訂定日常飲食的菜單時，盡量多攝取可以鎮定精神，有「降」的食性的食物（如紫蘇、海藻、西瓜、荷蘭芹、茄子、菠菜、芝麻等），以及可以紓解胸中鬱悶之氣的食物（如綠茶、紅茶、梨、啤酒、糙米等）。但綠茶、紅茶、

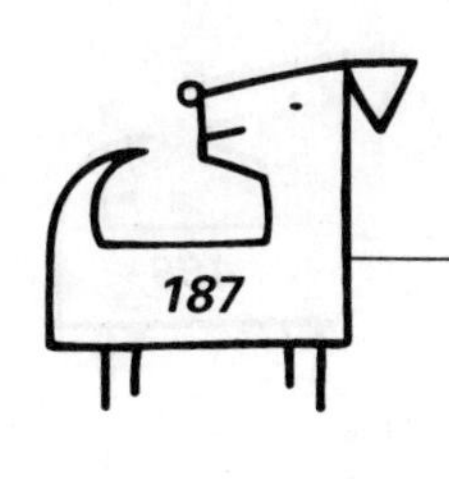

啤酒等，如果喝太多，就會妨礙「降」的食性，要多注意。

食性補充茶料由下列幾種項目混合而成的，比較適當：

蛇蔴草（鎮靜、利尿）

菊花（鎮靜）

紫蘇葉（發散、利尿）

紅花（淨血）

柿子葉（抗壓力）

這種混合茶，不只適合失眠和焦慮不安的人，就連高血壓、更年期障礙、因生理不順而心情不好的人，也適用。

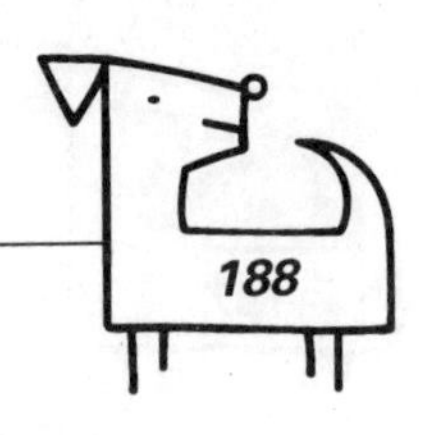

A　從外界造成疾病的原因

食物造成的原因

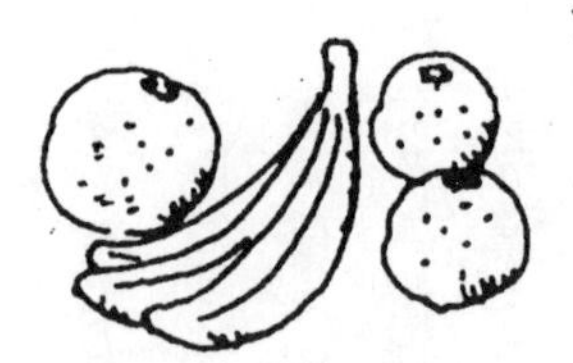

殘留農藥或殺蟲劑的食物

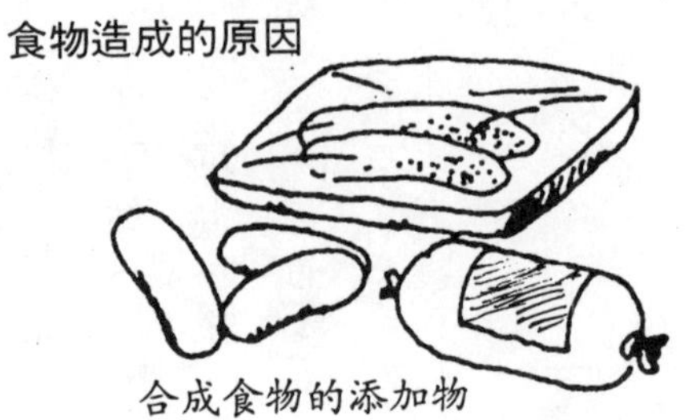

合成食物的添加物

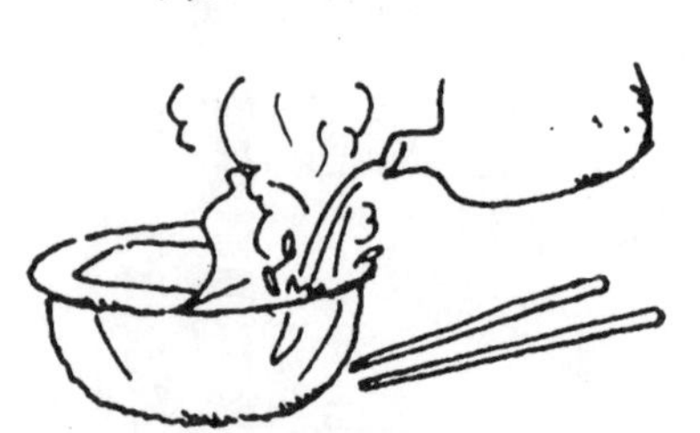

粗雜的簡速食品

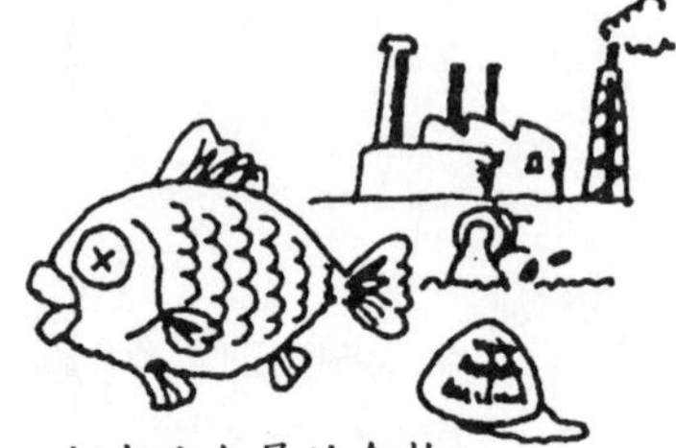

含有重金屬的食物

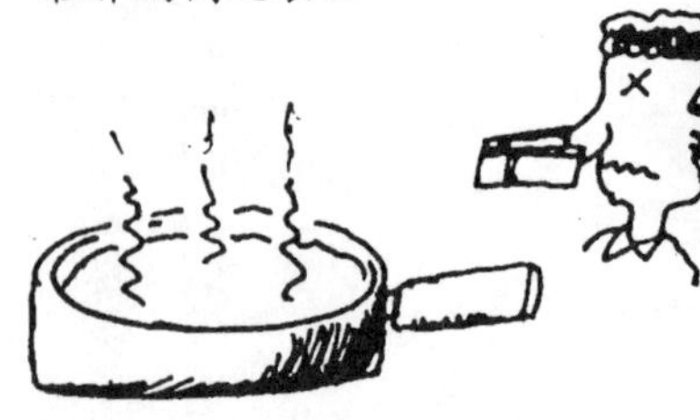

屢次加熱，陳舊的食用油

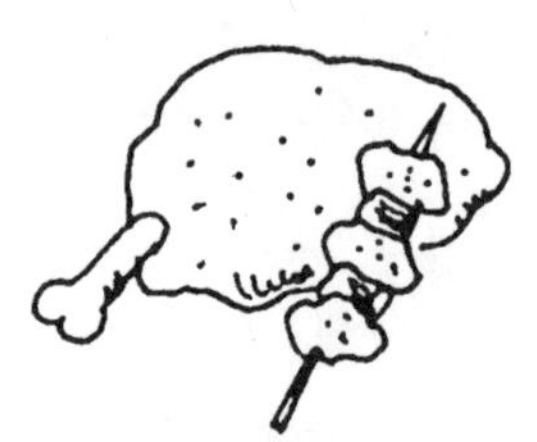

動物性脂肪攝取過多

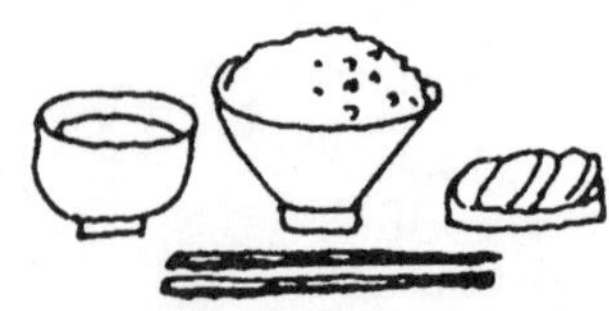

良質蛋白質很少的飲食

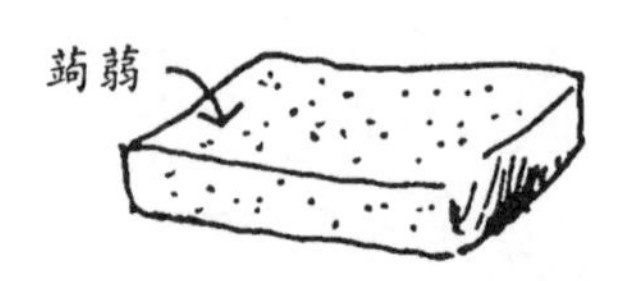

維生素、礦物質很少的食物

生活環境造成的原因

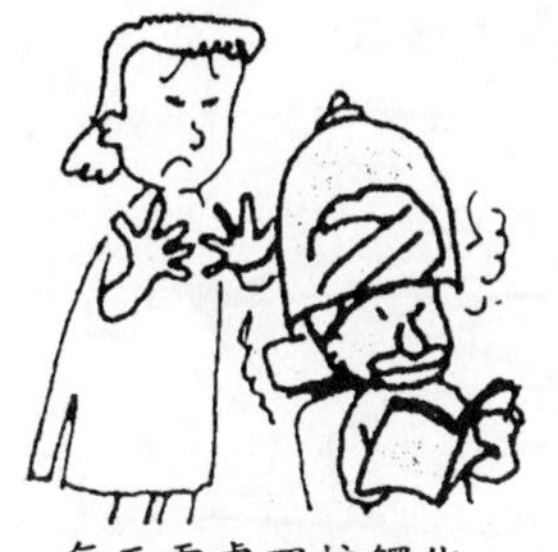

每天需處理接觸化妝品的工作場所

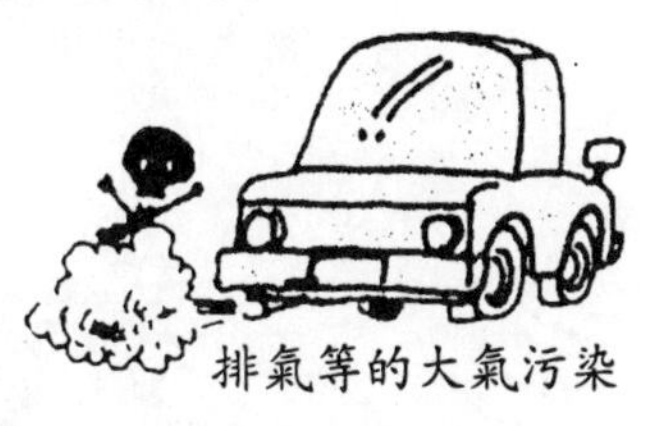

排氣等的大氣污染

處理化學藥品等的不良工作環境

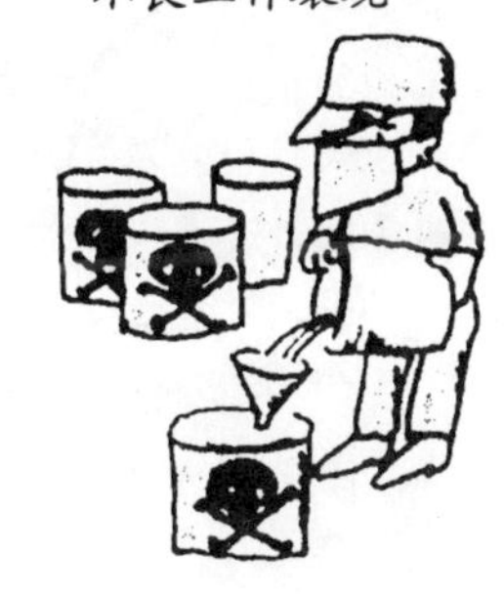

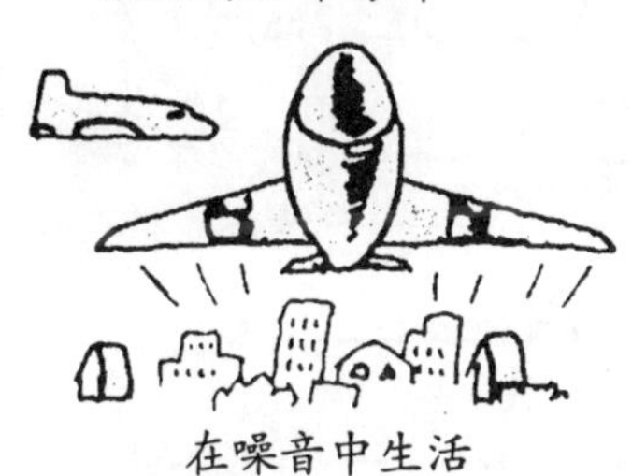

在噪音中生活

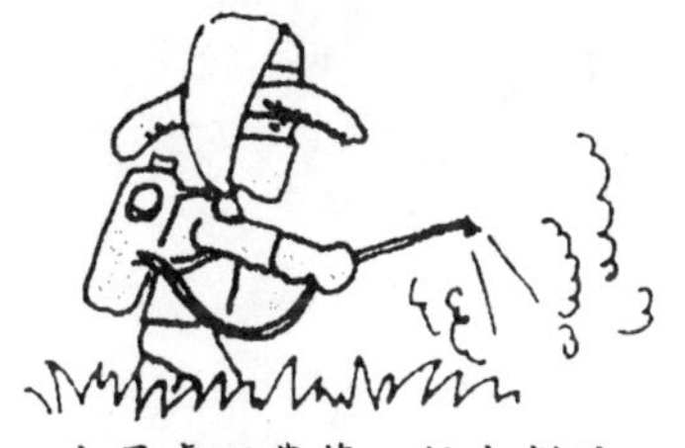

大量處理農藥、殺蟲劑的農業從事人員

雖然是良質的食品，卻不適合於體質

合成醫藥品的長期連續使用

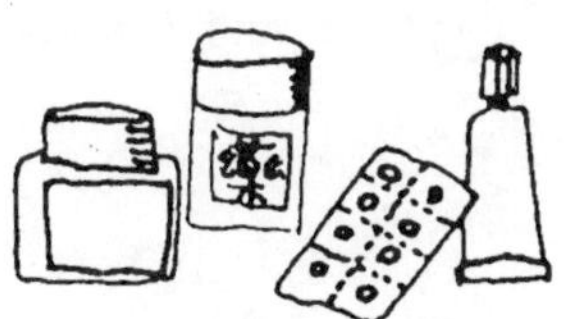

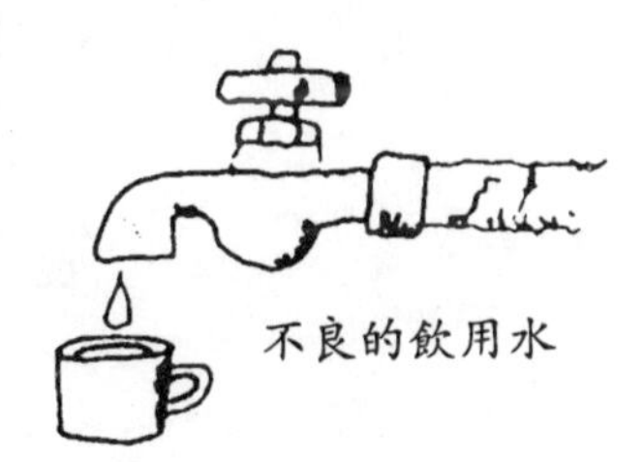

不良的飲用水

B 體內的機能降低造成疾病的原因

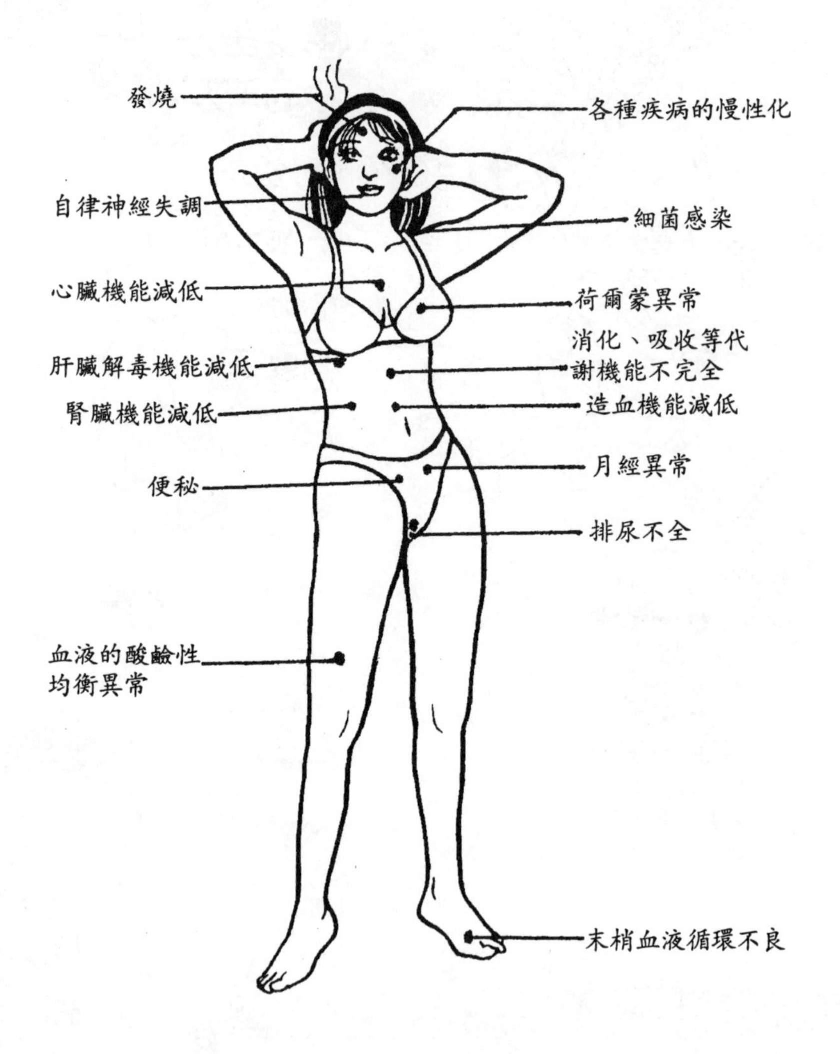

國家圖書館出版品預行編目資料

茶使您更健康／鐘文訓　編著
——初版，——臺北市，大展，2006〔民95〕
面；21公分，——（健康加油站；16）
ISBN 957-468-429-6（平裝）
1.食物治療　2.茶
418.914　　94021848

茶使您更健康

SBN 957-468-429-6

編著者／鐘文訓
發行人／蔡森明
出版者／大展出版社有限公司
社　址／台北市北投區（石牌）致遠一路2段12巷1號
電　話／（02）28236031・28236033・28233123
傳　眞／（02）28272069
郵政劃撥／01669551
網　址／www.dah-jaan.com.tw
E-mail／service@dah-jaan.com.tw
登記證／局版臺業字第2171號
承印者／國順文具印刷行
裝　訂／建鑫印刷裝訂有限公司
排版者／弘益電腦排版有限公司
初版1刷／2006年（民95年）1月

定　價／180元